David Ruppert

Versorgung von Palliativpatienten durch den Rettungsdienst

David Ruppert

Versorgung von Palliativpatienten durch den Rettungsdienst

Eine multizentrische Befragung von Notärzten und Rettungsdienstmitarbeitern

Südwestdeutscher Verlag für Hochschulschriften

Imprint
Any brand names and product names mentioned in this book are subject to trademark, brand or patent protection and are trademarks or registered trademarks of their respective holders. The use of brand names, product names, common names, trade names, product descriptions etc. even without a particular marking in this work is in no way to be construed to mean that such names may be regarded as unrestricted in respect of trademark and brand protection legislation and could thus be used by anyone.

Publisher:
Südwestdeutscher Verlag für Hochschulschriften
is a trademark of
Dodo Books Indian Ocean Ltd., member of the OmniScriptum S.R.L Publishing group
str. A.Russo 15, of. 61, Chisinau-2068, Republic of Moldova Europe
Printed at: see last page
ISBN: 978-3-8381-2561-9

Zugl. / Approved by: Göttingen, Georg-August-Universität, Diss., 2010

Copyright © David Ruppert
Copyright © 2011 Dodo Books Indian Ocean Ltd., member of the OmniScriptum S.R.L Publishing group

Inhaltsverzeichnis

Inhaltsverzeichnis 1

Abbildungsverzeichnis 3

Tabellenverzeichnis 4

Abkürzungsverzeichnis 5

1 Einleitung 7
   1.1 Versorgung palliativmedizinischer Patienten: Aufgaben für die Notfallmedizin 7
   1.2 Palliativmedizin in Deutschland 9
   1.3 Der Rettungsdienst in der palliativmedizinischen Versorgung 12
   1.4 Patientenwunsch und Patientenwille in Akutsituationen 16
   1.5 Fragestellung und Ziel der Arbeit 21

2 Material und Methoden 22
   2.1 Organisation des Rettungsdienstes in der Stadt Göttingen 22
   2.2 Organisation des Rettungsdienstes in Braunschweig 24
   2.3 Organisation des Rettungsdienstes im Bereich Kaiserslautern 26
   2.4 Erhebung, Erfassung und Verarbeitung von Daten 28
      2.4.1 Befragung der Notärzte 28
      2.4.2 Befragung der nichtärztlichen Rettungsdienstmitarbeiter 29
      2.4.3 Statistik 31
      2.4.4 Einschluss und Ausschlusskriterien 31

3 Ergebnisse 32
   3.1 Notärzte 32
      3.1.1 Population 32
      3.1.2 Palliativpatienten im Rettungsdienst 36
      3.1.3 Patientenverfügungen / rechtliche Aspekte 40
   3.2 Rettungsdienstmitarbeiter 43
      3.2.1 Population 43
      3.2.2 Palliativpatienten im Rettungsdienst 46
      3.2.3 Patientenverfügungen / rechtliche Aspekte 50

4 Diskussion 53
   4.1 Demographische Daten 56
   4.2 Medizinische Notfallversorgung des Palliativpatienten 57
   4.3 Der autonome Patient 64

4.4 Die Patientenverfügung in der präklinischen Notfallmedizin 67
4.5 Schlussfolgerung 76
5 Zusammenfassung **79**
6 Limitation dieser Arbeit **82**
7 Anhang: Fragebögen **83**
7.1 Fragebogen Notarzt 83
7.2 Fragebogen Rettungsdienstmitarbeiter 87
8 Literaturverzeichnis **90**

Abbildungsverzeichnis

ABBILDUNG 1: 32
ABBILDUNG 2: 33
ABBILDUNG 3: 34
ABBILDUNG 4: 35
ABBILDUNG 5: 36
ABBILDUNG 6: 37
ABBILDUNG 7: 38
ABBILDUNG 8: 39
ABBILDUNG 9: 40
ABBILDUNG 10: 40
ABBILDUNG 11: 41
ABBILDUNG 12: 42
ABBILDUNG 13: 43
ABBILDUNG 14: 44
ABBILDUNG 15: 44
ABBILDUNG 16: 45
ABBILDUNG 17: 45
ABBILDUNG 18: 46
ABBILDUNG 19: 46
ABBILDUNG 20: 47
ABBILDUNG 21: 47
ABBILDUNG 22: 48
ABBILDUNG 23: 49
ABBILDUNG 24: 49
ABBILDUNG 25: 50
ABBILDUNG 26: 50
ABBILDUNG 27: 51
ABBILDUNG 28: 52

Tabellenverzeichnis

TABELLE 1: 38
TABELLE 2: 41
TABELLE 3: 48
TABELLE 4: 51

Abkürzungsverzeichnis

AiP	Arzt im Praktikum
ASB	Arbeiter-Samariter-Bund
BestattG	Bestattungsgesetz
BGB	Bürgerliches Gesetzbuch
bzw.	beziehungsweise
d.h.	das heißt
DGP	Deutsche Gesellschaft für Palliativmedizin
DIVI	Deutsche Interdisziplinäre Vereinigung für Intensiv- und Notfallmedizin
DNAR-Order	Do not attempt resuscitation
DRF	Deutsche Rettungsflugwacht
DRK	Deutsches Rotes Kreuz
ERC	European Resuscitation Council
FEL	Feuerwehr- und Rettungsleitstelle
k.A.	keine Angabe
KTW	Krankentransportwagen
LRA	Lehrrettungsassistent
med.	medizinisch
M-RTW	Mehrzweck-Rettungswagen
MZF	Mehrzweckfahrzeug
NAW	Notarztwagen
NEF	Notarzteinsatzfahrzeug
NRettDG	Niedersächsisches Rettungsdienstgesetz
pall.	palliativ

PatVG	Patientenverfügungsgesetz
PCT	Palliative-Care-Team
RA	Rettungsassistent
RAiP	Rettungsassistent im Praktikum
RD	Rettungsdienst
RettAssAPrV	Ausbildungs- und Prüfungsverordnung für Rettungsassistentinnen und Rettungsassistenten
RettDG	Landesgesetz über den Rettungsdienst sowie Notfall- und Krankentransport
RS	Rettungssanitäter
RTH	Rettungshubschrauber
RTW	Rettungstransportwagen
SAPV	Spezialisierte ambulante Palliativversorgung
schrift.	schriftlich
StGB	Strafgesetzbuch
vgl.	vergleiche
WHO	Weltgesundheitsorganisation
z.B.	zum Beispiel
ZARI	Zentrum für Anaesthesiologie, Rettungs- und Intensivmedizin der Universitätsmedizin Göttingen

1 Einleitung

1.1 Versorgung palliativmedizinischer Patienten: Aufgaben für die Notfallmedizin

„Sterben müssen wir alle. Aber daß ich die Tage der Qual von ihm nehmen darf, das ist es, was ich als die große, immer neue Gnade empfinde. Der Schmerz ist ein furchtbarerer Herr als der Tod."

Albert Schweitzer
(SCHWEITZER 1959, S.101)

In der Palliativmedizin ist die unbedingte Verlängerung des Lebens von untergeordneter Bedeutung. Das Ziel ist vielmehr die Linderung von Symptomen und damit verbunden der Erhalt von Lebensqualität in der letzten Lebensphase des Patienten (HUSEBØ et al. 2003). Demgegenüber steht die „klassische" Notfallmedizin, die mit einem kurativen Ansatz und damit letztendlich unter Anwendung aller medizinisch sinnvollen und möglichen Maßnahmen versucht, Leben zu erhalten und schwere Komplikationen zu vermeiden (ZIEGENFUSS 2007).

Überschneidungen beider Disziplinen scheinen auf den ersten Blick nur schwer vorstellbar, finden in der Realität aber immer öfter statt (WIESE et al. 2009). Durch Verbesserungen der ambulanten Betreuungssituation für Palliativpatienten, beispielsweise im Rahmen der spezialisierten ambulanten Palliativversorgung (SAPV), wird es immer häufiger möglich, dass Patienten ihre letzte Lebensphase wunschgemäß im gewohnten häuslichen Umfeld verbringen können (ENSINK et al. 2001). Gleichzeitig ist, auch bedingt durch den demographischen Wandel, eine Zunahme der Inzidenz maligner Erkrankungen sowie anderer chronisch progredienter Erkrankungen zu erwarten. Dies wird zu einem deutlichen Anstieg der ambulant betreuten Palliativpatienten führen (BEHMANN et al. 2009).

Befindet sich ein Palliativpatient im häuslichen Umfeld, so kann es insbesondere in der letzten Lebensphase zu Situationen kommen, in denen der Rettungsdienst alarmiert wird. Dies geschieht häufig dann, wenn eine auftretende akute Situation für den Patienten und dessen Angehörige nicht mehr beherrschbar ist oder zu sein scheint (NAUCK und ALT-EPPING 2008). Neben akuten und perakuten körperlichen Symptomen spielt dabei oftmals die situative psychosoziale Überlastung eine entscheidende Rolle – auch weil gerade diese psychosozialen Aspekte und Symptome weniger oft und weniger intensiv therapiert werden als körperliche Symptome (GEORGES et al. 2005).

Man kann davon ausgehen, dass etwa 3% aller Notarzt-Einsätze palliativmedizinisch begründet sind (BARBERA et al. 2006; EVANS et al. 2006; WIESE et al. 2007a). Wie Wiese et al. *zeigen*, findet ein Großteil palliativmedizinisch motivierter Notarzt-Einsätze außerhalb der regulären Praxiszeiten von Hausärzten statt. Häufige Ursachen für die Alarmierung des Rettungsdienstes sind, neben den oben genannten psychosozialen Aspekten, Symptomexazerbationen wie Dyspnoe, Schmerzspitzen und Störungen des Bewusstseins.

Die große Anzahl dieser Einsätze hat unter anderem schon dazu geführt, dass das aktuelle notfallmedizinische Einsatzprotokoll der Deutschen Interdisziplinären Vereinigung für Intensiv- und Notfallmedizin um die Möglichkeit der Diagnose „Tumorleiden/Finalstadium" in der Rubrik „Erstdiagnose-Erkrankung" erweitert wurde (DIVI 2003). Auch Patienten mit Herz-Kreislauf- oder geriatrischen Erkrankungen können per definitionem Palliativpatienten sein – mit oftmals den Patienten mit Tumorerkrankungen ähnlichen Wünschen und Belangen (HUSEBØ et al. 2003). Aus diesem Grund ist von noch mehr Patienten im palliativen Erkrankungsstadium, die durch den Rettungsdienst versorgt werden müssen, auszugehen.

Eine Zusammenarbeit der in der präklinischen Patientenversorgung involvierten Fachgebiete (Palliativ- und Notfallmedizin) ist dringend geboten. Das Ziel sollte sein, dass alle Maßnahmen dem Willen des Patienten entsprechen und dazu dienen, seine Lebensqualität wieder herzustellen bzw. sie zu verbessern, ohne aber eine unbedingte Lebensverlängerung zu erreichen. Die Bundesärztekammer schreibt: „So gibt es Situationen, in denen sonst angemessene Diagnostik und Therapieverfahren nicht mehr angezeigt und Begrenzungen geboten sein können. Dann tritt palliativmedizinische Versorgung in den Vordergrund" (BUNDESÄRZTEKAMMER 2004a, S.1076).

1.2 Palliativmedizin in Deutschland

Mehr als 25% aller Todesfälle in Deutschland sind bedingt durch maligne Tumorerkrankungen. In absoluten Zahlen bedeutet dies, dass ca. 220.000 Menschen jedes Jahr an bösartigen Neubildungen versterben (STATISTISCHES BUNDESAMT DEUTSCHLAND 2007). Unter anderem diese Zahlen verdeutlichen die Relevanz der Palliativmedizin. Aus diesem Grund erklärt sich die hohe Priorität, die die Weltgesundheitsorganisation (WHO) der Palliativmedizin einräumt (WHO 2009).

Die *Deutsche Gesellschaft für Palliativmedizin* (DGP) definiert Aufgaben und Ziele der Palliativmedizin wie folgt: „Palliativmedizin ist die aktive, ganzheitliche Behandlung von Patienten mit einer nicht heilbaren, progredienten und weit fortgeschrittenen Erkrankung mit begrenzter Lebenserwartung. Sie strebt die Besserung körperlicher Krankheitsbeschwerden ebenso wie psychischer, sozialer und spiritueller Probleme an. Das Hauptziel der palliativmedizinischen Betreuung ist die Verbesserung der Lebensqualität für die Patienten und ihrer Angehörigen (auch über die Sterbephase hinaus). Im Deutschen wird Palliativmedizin auch als Übertragung des englischen Begriffes Palliative Care verwendet, dieser beinhaltet gleichwertig pflegerische, ärztliche und psychosoziale Kompetenz. Im engen Sinn kann unter Palliativmedizin (englisch: Palliative Medicine) auch der unverzichtbare, spezialisierte ärztliche Beitrag zu Palliative Care verstanden werden." (DGP 2009b)

Solche Definitionen sind nach Klaschik et. al wichtig, denn: „Nur durch einen Konsens der Definitionen lässt sich auf Dauer die erforderliche Qualitätssicherung in der Palliativmedizin erreichen." (KLASCHIK et al. 2000, S.709)
Die Palliativmedizin hat ein interdisziplinäres und multiprofessionelles Gesamtkonzept und umfasst neben der Schmerz- und Symptomkontrolle ebenfalls die Integration psychischer, sozialer und seelsorgerischer Bedürfnisse des Patienten, aber auch der Angehörigen und des Behandlungsteams. Zusätzlich ist eine Angehörigenbetreuung nach dem Tod des Patienten vorgesehen. Palliativmedizin braucht Kompetenz in Kommunikation und Ethik, sie akzeptiert

das Sterben als Teil des Lebens, sie will den Tod weder beschleunigen noch hinauszögern – und ist damit eine eindeutige Absage an die aktive Sterbehilfe (vgl. HUSEBØ und KLASCHIK 2006, S.72-108). Legt man diese Definition und Ziele zu Grunde, so wird klar, dass Palliativmedizin keine neue Disziplin ist, sondern eigentlich einen der ältesten und ureigensten Gedanken der Medizin, nämlich den Patienten in den Mittelpunkt zu stellen, ihm zu helfen, ihn zu begleiten und seine Leiden zu lindern, in den Vordergrund rückt. Die gesellschaftliche Wahrnehmung und Anerkennung der Palliativmedizin in Deutschland, dargestellt an der Anzahl spezialisierter Einrichtungen wie Palliativstationen und Hospize, begann erst 1983. Seit Mitte der neunziger Jahre zeigt sich eine deutliche Expansion.

Im Zeitraum 1990-2008 entstanden ca. 166 Palliativstationen und ca. 162 Hospize (DHPV 2009). Während sich die Hospize hauptsächlich um den pflegerisch-psychosozialen Bereich der Patienten in der letzten Lebensphase kümmern, legt die Palliativmedizin Wert auf ärztliche Präsenz und Therapie auch schon in einem früheren Stadium der Erkrankung. Schon früh gab es palliativmedizinische Qualitätskriterien z.B. in der Definition von Zielen, Aufgaben und benötigter Personalstruktur, um eine adäquate stationäre Versorgung der Patienten leisten zu können. Hierzu zählt vor allem auch die Notwendigkeit eines interdisziplinären und multiprofessionellen Teams. Ebenso müssen Patienten, die in der Finalphase ihrer Erkrankung in häuslicher Umgebung betreut werden, gemäß § 37b SGB V palliativmedizinisch versorgt werden. Dabei muss sich die Versorgung an den Wünschen des Patienten und seiner Angehörigen orientieren (JOPPICH et al. 2006).

Zwischen 1990-2008 entstanden rund 1500 ambulante Hospiz- und Palliativdienste (DHPV 2009) in Deutschland. Ambulante Palliativdienste, oft sog. „Palliative-Care-Teams" (PCT) bestehen in der Regel aus hauptamtlichen Mitarbeitern. Besonders eine 24-stündige Bereitschaft und Erreichbarkeit sind unerlässlich, beispielsweise um nicht mehr gewünschte und teils nicht indizierte Krankenhauseinweisungen zu verhindern (DGP 2009a).

1994 wurde die Deutsche Gesellschaft für Palliativmedizin (DGP) gegründet (DGP 2009a), der erste Lehrstuhl für Palliativmedizin wurde zum Wintersemester 1999/2000 an der Universität Bonn etabliert (HUSEBØ und KLASCHIK 2006). Ein Curriculum für Palliativmedizin für Medizinstudenten, Krankenpflegepersonal, Ärzte, Sozialarbeiter und Seelsorger besteht seit 1997 (MÜLLER et al. 1997). Dennoch wurde „Palliativmedizin" als fester Bestandteil des Medizinstudiums erst einige Jahre später eingeführt – sicherlich auch, weil in den 90er Jahren fast keine Universität über eine Palliativstation verfügte. Die Nennung der Palliativmedizin in der überarbeiteten Approbationsordnung für Ärzte von 2002 wurde aber, unter anderem von der DGP, als zu unverbindlich und nicht ausreichend kritisiert (DGP 2002).

Die palliativmedizinische Versorgung in Deutschland ist durch noch immer viel zu niedrige stationäre Bettenzahlen bzw. spezialisierte ambulante Versorgungsdienste und deren inhomogener Verteilung, nicht ausreichend (SCHINDLER 2006). Gefordert wird ein bundesweit flächendeckendes palliativmedizinisches Versorgungsnetzwerk. Über den tatsächlichen Bedarf an palliativmedizinischer Versorgung besteht allerdings noch kein Konsens: Schätzungen gehen davon aus, dass etwa 15-25% der jährlich an malignen Tumorerkrankungen versterbenden Menschen zumindest temporär eine spezialisierte palliativmedizinische Versorgung (ambulant und/oder stationär) benötigen (MÜLLER-BUSCH et al. 2001).

Hinzuzurechnen ist der Bedarf der palliativmedizinischen Versorgung für Patienten mit andern unheilbaren und progredienten Erkrankungen, beispielsweise bei Lungen-, Herz-, Leber- oder Niereninsuffizienz – aber auch bei schwerer Demenz (FITZSIMONS et al. 2007). Augrund dieser Schätzungen wird angenommen, dass etwa 10% aller Sterbenden eine spezialisierte Palliativversorgung benötigen. Dies entspricht hochgerechnet ca. 80.000 Patienten pro Jahr in Deutschland (WOLTZ 2007). Einige Autoren weisen darauf hin, dass diese Schätzungen sich hauptsächlich an den Zahlen anderer europäischer Länder orientieren – ohne dabei die oftmals gänzlich andere medizinische Versorgungssituation des jeweiligen Landes zu betrachten (SCHNEIDER 2008).

Der Gesetzgeber hat im April 2007 einen Impuls gesetzt, um die spezialisierte ambulante Versorgung von Schwerstkranken und Sterbenden in Deutschland zu verbessern: In § 37b Sozialgesetzbuch V wird ein Rechtsanspruch auf spezialisierte ambulante Palliativversorgung (SAPV) gewährt. Dort heißt es: „Versicherte mit einer nicht heilbaren, fortschreitenden und weit fortgeschrittenen Erkrankung bei einer zugleich begrenzten Lebenserwartung, die eine besonders aufwändige Versorgung benötigen, haben Anspruch auf spezialisierte ambulante Palliativversorgung. Die Leistung ist von einem Vertragsarzt oder Krankenhausarzt zu verordnen. Die spezialisierte ambulante Palliativversorgung umfasst ärztliche und pflegerische Leistungen einschließlich ihrer Koordination insbesondere zur Schmerztherapie und Symptomkontrolle und zielt darauf ab, die Betreuung der Versicherten nach Satz 1 in der vertrauten häuslichen Umgebung zu ermöglichen. Dabei sind die besonderen Belange von Kindern zu berücksichtigen."

1.3 Der Rettungsdienst in der palliativmedizinischen Versorgung

„Als Notfall werden im Rettungswesen Fälle benannt, bei denen es zu einer lebensbedrohlichen Störung der Vitalparameter Bewusstsein, Atmung und Kreislauf oder der Funktionskreisläufe Wasser-Elektrolyt-Haushalt, Säure-Basen-Haushalt, Temperaturhaushalt und Stoffwechsel kommt. Ohne sofortige Hilfeleistung sind erhebliche gesundheitliche Schäden oder der Tod des Patienten zu befürchten. In einem weiteren Sinn fasst man auch psychische Notsituationen wie beispielsweise Selbsttötungsabsichten oder Psychosen sowie Gewalt unter den Notfall-Begriff." (WIKIPEDIA 2009).

Historisch entstand der Rettungsdienst in Deutschland aus der Überlegung, Ärzte bei besonders gelagerten Fällen schnell an den Ort des Notfalls zu verbringen. 1957 begann der erste planmäßig organisierte Transport von Ärzten zu Unfallstellen in Heidelberg. Das sogenannte „Klinmobil" oder auch „Operationswagen" nahm mit sieben Besatzungsmitgliedern seinen Dienst auf (GÖGLER 1997). Gögler stellte fest, dass die hohe Letalität der Unfallverletzten durch fehlende ärztliche Hilfe am Unfallort und der zu späten Versorgung in geeigneten Krankenhäusern bedingt war und postulierte, dass zu jedem Notfall ein Arzt gehört, der nach der Erstversorgung vor Ort den Patienten selbst der für die Endversorgung zuständigen Klinik übergibt (GÖGLER 1966). Das war die Geburtsstunde für verschiedene Notarztwagensysteme, beispielsweise initiiert in München und Köln. Während in der Anfangsphase vor allem Chirurgen als Notärzte tätig waren – oftmals in der Vorstellung der „operativen Sofortversorgung", wurde das erste offizielle Notarztsystem in der Bundesrepublik Deutschland, das ausschließlich von Anästhesisten betrieben wurde, von Frey in Mainz eingerichtet (KANDLER und NOLTE 1968).

Historisch betrachtet waren Chirurgen die Vorreiter bei der Behandlung von Notfallpatienten. Heute hat die Versorgung von Notfallpatienten einen mehr interdisziplinären Charakter, zum einen geht die Zahl der Traumapatienten im Rettungsdienst im Vergleich zu internistisch/neurologischen Einsätzen relativ zurück, zum anderen sind nur noch wenige Methoden der operativen Medizin präklinisch notwendig. Die Mehrzahl der durchgeführten Maßnahmen (Sicherung der Atemwege, Sedierung, Analgesie, Kreislaufstabilisierung, Volumentherapie und Narkose) stehen dem Fach Anästhesie deutlich näher (SEFRIN 2003).

Palliativmedizinische Notfälle unterscheiden sich per definitionem zunächst einmal nicht von allgemeinen Notfällen: Durch eine meist plötzliche und unerwartet auftretende Situation entsteht eine offensichtliche Gefährdung des Patienten, die sofortige Hilfe notwendig erscheinen lässt (SALOMON 2005; WIESE et al. 2007a). Neben akuten körperlichen Symptomen oder Symptom-verschlechterungen spielen psychosoziale Überlastung des Patienten und/oder seiner Angehörigen eine Rolle bei der Entscheidung, den Rettungsdienst zu alarmieren (WIESE et al. 2007a). Auch wenn die palliativmedizinisch orientierte Versorgung von Patienten am Lebensende sicherlich nicht die Hauptaufgabe des Rettungsdienstes ist und auch nicht sein soll, wird eine palliativmedizinische Kompetenz des Notarztes von verschiedenen Autoren eingefordert (SALOMON 2005; WIESE et al. 2007a).
In der Musterweiterbildungsordnung für Notfallmedizin der Bundesärztekammer (BUNDESÄRZTEKAMMER 2006) werden hingegen keine speziell palliativ-medizinischen Fragestellungen benannt.

Bedingt durch die Organisation des Rettungsdienstes in Deutschland wird nicht jeder Notfallpatient durch einen Notarzt betreut. Der Leitstellendisponent in der zuständigen Rettungsdienstleitstelle entscheidet auf Grund seiner Abfrage des Notrufes, ob ein Notarzt alarmiert werden muss, oder ob die Versorgung durch nichtärztliches Rettungsdienstpersonal (Rettungsassistenten, Rettungssanitäter, Rettungshelfer) ausreichend gewährleistet ist. Die Bundesärztekammer definiert zwar einen „Indikationskatalog für den Notarzteinsatz" (BUNDESÄRZTEKAMMER 2001) spricht dabei aber selbst nur von einer „Handreichung für Telefondisponenten". In der Praxis variieren die Kriterien für die Indikationsstellung „Notarzteinsatz" teilweise deutlich zwischen den Rettungsleitstellen bzw. den zuständigen Landkreisen.

Daraus ergibt sich, dass ein Teil der durch den Rettungsdienst versorgten Palliativpatienten keinen Kontakt mit einem Notarzt hat oder dieser erst sekundär durch das Rettungsdienstpersonal hinzugezogen wird. Es wird deutlich, dass ebenso wie Notärzte auch Rettungsassistenten, Rettungssanitäter und Rettungshelfer mit denselben Fragestellungen und Problemen bei der Versorgung von Patienten am Lebensende konfrontiert werden können.

Die Ausbildungs- und Prüfungsverordnung für Rettungsassistentinnen und Rettungsassistenten (RettAssAPrV) erwähnt keine speziell palliativmedizinischen Ausbildungsinhalte oder Inhalte bezüglich des Umgangs mit einer Patientenverfügung (BUNDESMINISTER FÜR BIDLUNG UND WISSENSCHAFT 2005). Sieht man sich einige beispielhaft zusammengetragene Fälle aus der präklinischen Notfallmedizin an, bei denen die Versorgung von Patienten mit Tumorerkrankungen in der finalen Krankheitsphase exemplarisch beschrieben wird (WIESE et al. 2008b), so zeigt sich, dass sicherlich sowohl die fachliche Kompetenz, als auch die medizinisch-therapeutischen Möglichkeiten im Rahmen der juristisch zugestandenen Not-Kompetenz des Rettungsdienstpersonals alleine nicht ausgereicht hätten, um diese Patienten adäquat zu versorgen.

Der Notarzteinsatz am Palliativpatienten sollte nicht zwangsweise die sonst übliche Notfallkette: Therapie/Stabilisierung – Transport – Einweisung in ein Krankenhaus in Gang setzen. Vielmehr sollte die Versorgung in Notfallsituationen eine nicht herabgesetzte Lebensqualität des Palliativpatienten zur Folge haben und sich an den Wünschen und Zielen des Patienten orientieren. Unter Beachtung des Patientenwillens ist eine gute Symptomkontrolle das Ziel der Therapie (WIESE et al. 2008a). Auch in Notfallsituationen sollte der palliativ-medizinische Grundsatz: „Nicht das Leben mit Zeit, sondern die Zeit mit Leben füllen" gelten (JOPPICH et al. 2006).

In diesem Zusammenhang sollte diskutiert werden, ob durch die verstärkte Einbindung von ambulanten spezialisierten Teams, sogenannter Palliativ-Care-Teams (PCT), sowie durch bessere Versorgung im häuslichen Umfeld des Patienten Alarmierungen des Rettungsdienstes und damit verbunden ungewünschte Hospitalisierungen reduziert werden können.

1.4 Patientenwunsch und Patientenwille in Akutsituationen

Die Berufsordnung der Ärztekammer Niedersachsen legt in §§ 7 f. fest, dass jeder medizinische Eingriff der Aufklärung und der Zustimmung des einwilligungsfähigen Patienten bedarf (ÄRZTEKAMMER NIEDERSACHSEN 2005). Ist ein Eingriff nicht durch die Zustimmung des Patienten legitimiert, erfüllt er nach § 223 StGB den Tatbestand der Körperverletzung. Ist ein Patient in einer Situation, in der eine Notfallbehandlung notwendig ist, einwilligungsunfähig, muss sich die Behandlung nach dem mutmaßlichen Willen des Patienten richten, sowie den Regeln der „Geschäftsführung ohne Auftrag" (§§ 677 ff BGB) folgen (UFER 1999). Der (mutmaßliche) Wille gilt damit auch und im Besonderen bei Ablehnung von lebensrettenden bzw. lebensverlängernden Maßnahmen seitens des Patienten.

Der Bundesgerichtshof hat im Jahr 2003 die Bedeutung von Patientenverfügungen gestärkt (BUNDESGERICHTSHOF 2003), dennoch erscheint die Patienten-Beteiligung bei medizinischen Entscheidungen, besonders am Lebensende, in Deutschland bis dato noch unzureichend umgesetzt (LOH et al. 2007). Ob das neue Patientenverfügungsgesetz, beschlossen durch den deutschen Bundestag am 18.06.2009 und rechtswirksam ab dem 01.09.2009 an dieser Situation etwas ändert, bleibt abzuwarten.

Eine Patientenverfügung soll dem Patienten darüber Sicherheit bieten, auch in einer Situation, in der er sich selbst nicht mehr äußern kann (z.B. bei einer Bewusstlosigkeit), seinen Willen kommunizieren zu können. Denkbar ist beispielsweise die gezielte Ablehnung von medizinischen Maßnahmen. So ist die Entscheidung, ob eine invasive Langzeitbeatmung auf einer Intensivstation als ausreichende Lebensqualität betrachtet werden kann, oder ob der Patient mit dieser Aussicht auf eine kardio-pulmonale Reanimation verzichten möchte, eine Entscheidung des Patienten.
Der Arzt kann und muss aber im Vorfeld der Erstellung einer Patientenverfügung beratend tätig sein und über Prognosen, Therapieoptionen und mögliche Komplikationen aufklären (KLIE und STUDENT 2001).

Die moralisch und ethisch schwierige Abwägung der Lebenserhaltung einerseits und der Lebensqualität andererseits, für die es nur subjektiv ein Maß geben kann, muss der Patient für sich selbst erarbeiten.

In der präklinischen Notfallmedizin scheint die Situation kompliziert. Der Notarzt bzw. die Rettungsdienstmitarbeiter kennen den Patienten mit seinen Erkrankungen im Regelfall nicht. Der Notarzt muss sich vor Ort zunächst ad hoc einen Überblick über das akute gesundheitliche Problem des Patienten machen, um dann möglichst zeitnah entsprechende Maßnahmen einleiten zu können. Neben den fehlenden und oftmals unvollständigen Informationen über die Grunderkrankung fehlt dem Notarzt auch die Möglichkeit einer Verlaufsbeobachtung. Die Arzt-Patienten-Beziehung ist eher improvisiert, das grundsätzliche Recht des Patienten auf freie Arztwahl ist aufgehoben, seine Privatsphäre in der Notfallsituation oft nur ungenügend geschützt (MOHR 1997). Das Rettungsteam vor Ort steht häufig unter großem Stress, sowohl bedingt durch die schwere Erkrankung / Verletzung des Patienten, als auch durch die oftmals widrigen äußeren Bedingungen der Notfallsituation (Platzmangel, Öffentlichkeit, verzweifelte Angehörige, usw.). Ferner sind die diagnostischen und therapeutischen Maßnahmen im Vergleich zur innerklinischen Situation stark eingeschränkt (MOHR 1997).

Es wird deutlich, dass solche Situationen den Notarzt fachlich und persönlich bereits in höchstem Maße fordern und es stellt sich die Frage, ob Patientenverfügungen, die häufig für stationäre klinische Situationen verfasst worden sind, in dieser präklinischen Notfallsituation überhaupt einen Stellenwert haben können, auch wenn das neue Patientenverfügungsgesetz die Verbindlichkeit einer Patientenverfügung nicht der jeweiligen Situation unterordnet.

Das immer wieder von Seiten des Rettungsdienstpersonals vorgetragene Argument, dass die Anerkennung einer Patientenverfügung und die daraus eventuell resultierenden Konsequenzen bezüglich der Therapie ausschließlich einem (Not-)Arzt unterliegt, muss kritisch hinterfragt werden - schließlich äußert eine Patientenverfügung den Willen des Patienten und legt sich in ihrer Gültigkeit nicht auf einzelne Berufsgruppen fest. Dem entspricht auch die

Bundesärztekammer in ihren Empfehlungen zum Umgang mit einer Patientenverfügung in der Praxis (BUNDESÄRZTEKAMMER 2007b S.893): „Adressat der Verfügung ist nicht nur der behandelnde Arzt, sondern jeder (z. B. Pflegepersonal), der an der Behandlung und Betreuung teilnimmt".

In Österreich wurde durch entsprechende Gesetzgebung der Umgang mit Patientenverfügungen in Notfallsituationen zumindest juristisch geklärt: Das seit 1. Juni 2006 gültige Patientenverfügungsgesetz (55. Bundesgesetz: Patienten-Verfügungs-Gesetz – PatVG) unterscheidet zwischen der „verbindlichen" und der „beachtlichen" Patientenverfügung. Für eine „verbindliche" Patientenverfügung ist volle Einsichts- und Urteilsfähigkeit, sowie Volljährigkeit nötig. Sie muss nach Beratung durch einen Arzt bei einem Notar, Rechtsanwalt oder der Patientenanwaltschaft unterzeichnet werden und behält ihre Gültigkeit für maximal fünf Jahre. Werden nicht alle Formvorschriften erfüllt, gilt die Patientenverfügung als eine „beachtliche" Patientenverfügung, die den Ärzten als Orientierung dienen soll. In beiden Fällen wird durch § 12 PatVG die medizinische Notfallversorgung unberührt gelassen, sofern der mit der Suche nach einer Patientenverfügung verbundene Zeitaufwand das Leben oder die Gesundheit von Patienten ernstlich gefährdet (NATIONALRAT 2006).

Ist der Patient bewusstlos oder nicht fähig sich zu äußern, so muss der Notarzt zunächst von einer mutmaßlichen (Behandlungs-) Einwilligung des Patienten ausgehen – "...eine solche zum Leben, nicht zum Sterben!" (DUTTGE 2005, S.172).

Oftmals kann erst nach den ersten Maßnahmen eine Fremdanamnese erfolgen und dann gegebenenfalls eine etwaige vorhandene Patientenverfügung gesichtet werden. Es zeigt sich also, dass die zeitnahe Verfügbarkeit einer Patientenverfügung ebenso entscheidend ist, wie die Frage, ob eine solche überhaupt vorliegt. Ist dies nicht der Fall, also die Patientenverfügung ist nicht verfügbar bzw. es liegt keine vor, ist es Aufgabe des Arztes anderweitig zu versuchen, den mutmaßlichen Willen des Patienten zu eruieren.
Denkbar ist die Befragung von Angehörigen des Patienten, die Betrachtung der medizinischen Gesamtsituation, das Abwägen von möglichen Therapiezielen,

Prognosen und therapeutischen Möglichkeiten. Ist auch der mutmaßliche Wille des Patienten nicht sicher zu eruieren, muss ein Arzt „in dubio pro vita" entscheiden, selbst wenn dies seinen eigenen Vorstellungen widerstrebt (BIOETHIK-KOMMISSION RHEINLAND PFALZ 2004).

An dieser Stelle stellt sich die juristische und ethische Schwierigkeit solcher Situationen deutlich dar: Darf man bei einem bis dahin gesunden, jungen Patienten nach einem Verkehrunfall noch von dem Wunsch einer Maximaltherapie ausgehen, so stellt sich die Situation bei einem Patienten mit maligner Vorerkrankung oftmals komplexer dar. Man denke beispielsweise an einen Patienten, der auf Grund von cerebralen Metastasen eine Hirnblutung erleidet und intubationspflichtig wird, ohne dass Hoffnung auf Heilung oder Wiederherstellung der Lebensqualität besteht.

Dabei ist zu beachten, dass eine einmal begonnene Maßnahme zur Lebensrettung in diesen Fällen nicht als Start in einen Automatismus gesehen werden sollte. Der Abbruch einer begonnen Maßnahme ist bei Änderung äußerer Umstände jederzeit möglich. „Wer A sagt, muss in der Folge nicht zwangsläufig auch B sagen" (SALOMON 2005, S.545). Erhält der Notarzt nach Beginn einer Reanimation neue Informationen über den mutmaßlichen Willen des Patienten, z.B. von Angehörigen, kann er jederzeit seine Therapie verändern, „es gebietet sich ethisch sogar, nicht indizierte medizinische Therapien bei Patienten in der Sterbephase zu beenden!" (BAUER 2001, S.770).
Dem folgt auch die Bio-Ethik-Kommission des Bundeslandes Rheinland-Pfalz in ihrem Abschlussbericht „Sterbehilfe und Sterbebegleitung"; darin heißt es: „Notfallmaßnahmen zur Lebensrettung können mit der Zeit ihre anfängliche Begründung, d.h. ihre ursprüngliche Indikation, verlieren. Im Notfall ergriffene ärztliche Maßnahmen dürfen beendet werden, wenn das über eine Reanimation hinausgehende Behandlungsziel nicht mehr zu erreichen ist. Dies bedeutet dann nicht, dass der Tod gezielt herbeigeführt, sondern vielmehr eine Maßnahme beendet wird, die der Patientin oder dem Patienten weder geschuldet noch (mutmaßlich) von ihr bzw. ihm gewollt wird." (BIOETHIK-KOMMISSION RHEINLAND PFALZ 2004, S.83).

Es steht zu erwarten, dass juristische aber auch medizinische Fragestellungen zum Thema Patientenverfügung und Patientenautonomie in den nächsten Jahren immer häufiger zur Diskussion stehen. Einerseits greifen die Medien das Thema immer öfter auf und reagieren damit auf einen Bedarf in der Gesellschaft und den Wunsch, auch am Ende des Lebens mitbestimmen zu können. Andererseits tritt zum 01.09.2009 das neue Gesetz zu Patientenverfügungen in Kraft und wird sicher ebenfalls für weitere Diskussionen hinsichtlich seiner praktischen Umsetzung sorgen.

Aus der ab dem 01.09.2009 gültigen Gesetzeslage darf kein Automatismus im Umgang mit Patientenverfügungen entstehen. Dieses würde ansonsten zu einer „Verrechtlichung" der Arzt–Patienten-Beziehung führen (GAUL und HELM 2009), bis möglicherweise dahin, dass Ärzte ihre grundsätzliche Verantwortlichkeit für ihr Handeln nicht mehr erkennen und unter Umständen ihre Fürsorgepflicht verletzen. Dabei ist insbesondere zu beachten, dass eine Patientenverfügung oftmals auslegungsbedürftig ist (GAUL 2002).

Eine Patientenverfügung kann immer sowohl aus einer eher formalen juristischen Perspektive, als auch aus einer eher behandlungsorientierten medizinischen Perspektive betrachtet werden. Beide Perspektiven bedingen ihre eigenen Anforderungen an eine Patientenverfügung, die oftmals schwierig miteinander zu kombinieren sind. So wird vertreten, dass juristische Formulierungen oftmals entweder zu allgemein gehalten sind oder es würden zu eng definierte Szenarien und Interventionsverbote aufgestellt. Dies führe dazu, dass vorliegende Patientenverfügungen nur selten berücksichtigt werden (KIELSTEIN 1994). Aus diesem Grund wird die Beteiligung des Hausarztes an der Abfassung einer Patientenverfügung, mit dem Ziel die Validität und Anwendbarkeit der Patientenverfügung durch medizinisch sinnvollere Formulierungen zu verbessern, von einem Teil der Ärzteschaft propagiert (BUNDESÄRZTEKAMMER 2007b). Die Frage, welche speziellen Anforderungen Notärzte an Patientenverfügungen im präklinischen Notfallgeschehen stellen, wurde in einer Umfrage unter in Norddeutschland tätigen Notärzten von Gerth untersucht (GERTH 2003).

1.5 Fragestellung und Ziel der Arbeit

Ziel dieser Arbeit ist die Erstellung eines Gesamtbildes der rettungsdienstlichen Versorgung von Palliativpatienten im häuslichen Umfeld aus Sicht der befragten Notärzte und Rettungsdienstmitarbeiter in den eingeschlossenen Rettungsdienstbereichen. Neben Aspekten der medizinischen Versorgung sollen auch juristische und ethische Fragen, wie beispielsweise die Problematik der oft geforderten Patientenautonomie, sowie der Umgang mit vorhandenen Patientenverfügungen dargestellt und erörtert werden. Auch die Frage, ob palliativmedizinische Vorerfahrungen, erworben in Aus- oder Fortbildung, bestehen, und ob diese sich auf die Qualität der Versorgung von Palliativpatienten auswirken, soll untersucht werden. Weiterhin soll versucht werden, in dieser Arbeit zu erfassen, wie seitens der Befragten die Relevanz des Themas für die tägliche Arbeit im Rettungsdienst beurteilt wird.

2 Material und Methoden

2.1 Organisation des Rettungsdienstes in der Stadt Göttingen

Das Niedersächsische Rettungsdienstgesetz vom 29.01.1992 (NIEDERSÄCHSISCHE LANDESREGIERUNG 1992) bestimmt als Träger des Rettungsdienstes die Landkreise und kreisfreien Städte. Um den Bedarf an Rettungsmitteln und sonstigen Einrichtungen für den Rettungsdienst zu ermitteln, sind die Rettungsdienstträger verpflichtet, einen entsprechenden Bedarfsplan (§ 4 Abs. 4 NRettDG) zu erstellen. Alle folgenden Angaben beziehen sich auf den zum Zeitpunkt der Untersuchung maßgeblichen „Bedarfsplan Rettungsdienst" der Stadt Göttingen des Jahres 2006 (STADT GÖTTINGEN 2006).

Die Stadt Göttingen hat zusammen mit dem Landkreis Göttingen eine gemeinsame integrierte Feuerwehr- und Rettungsleitstelle (FEL) mit Sitz in Räumen der Berufsfeuerwehr in der Göttinger Südstadt. Über diese Leitstelle werden alle Einsätze des Rettungsdienstes, des Krankentransportes und der Feuerwehr in Stadt und Landkreis Göttingen disponiert, sowie alle Notrufe aus Stadt und Landkreis Göttingen entgegengenommen. Eine Ausnahme davon sind private Krankentransporte, welche von Firmen oder Taxiunternehmen abgewickelt werden, die zumeist über eigene Telefonzentralen verfügen.

In der Stadt Göttingen werden als Rettungsmittel Notarzteinsatzfahrzeuge (NEF), Rettungstransportwagen (RTW) und Krankentransportwagen (KTW) eingesetzt. Zusätzlich steht ein Rettungshubschrauber (RTH) als arztbesetztes, nicht bodengebundenes, Rettungsmittel zur Verfügung. Seit 1999 stehen des Weiteren Mehrzweckfahrzeuge (MZF) zur Verfügung, die sowohl im Krankentransport, als auch in der Notfallrettung eingesetzt werden. Alle Fahrzeuge müssen gemäß § 4 Abs. 5 Satz 1 NRettDG „dem Stand der Technik entsprechend" ausgerüstet sein, sowie entsprechende Normen erfüllen: DIN EN 1789 „Rettungsdienstfahrzeuge und deren Ausrüstung", DIN 75079 „Notarzt-Einsatzfahrzeuge", DIN EN 1865 „Festlegungen für Krankentragen und andere Krankentransportmittel im

Krankenkraftwagen" (NORMENAUSSCHUSS RETTUNGSDIENST UND KRANKENHAUS IM DEUTSCHEN INSTITUT FÜR NORMUNG E.V. 2010).
Alle Fahrzeuge werden mit fachlich geeignetem Personal nach § 10 NRettDG besetzt. Im Einzelnen sind das Notärzte, Rettungsassistenten, Rettungssanitäter und Rettungshelfer.

Im Stadtgebiet Göttingen stehen vier Rettungstransportwagen 24 Stunden an sieben Tagen der Woche zur Verfügung, drei weitere sind Tageszeit- bzw. Wochentagabhängig als Mehrzweckfahrzeuge verfügbar. An der Bereitstellung beteiligten sich zum Untersuchungszeitpunkt die Berufsfeuerwehr Göttingen (3 RTW), die Johanniter Unfallhilfe (1 RTW), der Malteser Hilfsdienst (1 MZF), das Deutsche Rote Kreuz (1 MZF) sowie die private Firma „AKG" (1 MZF).

Zusätzlich werden kontinuierlich zwei arztbesetzte Rettungsmittel vorgehalten, das NEF „Nord" 24 Stunden an sieben Tagen der Woche, der RTH „Christoph 44" (täglich von Sonnenauf- bis Sonnenuntergang), sowie das NEF „Süd" (täglich von Sonnenunter- bis Sonnenaufgang). Der Hubschrauber-Notarzt wechselt nach Sonnenuntergang auf das NEF „Süd". Die Notärzte kommen wie in der Einleitung bereits erwähnt ausschließlich aus dem ZARI (Zentrum für Anaesthesiologie, Rettungs- und Intensivmedizin der Universitätsmedizin Göttingen), gelegentlich beteiligen sich aber auch Ärzte aus peripheren Häusern (z.B. dem evangelischen Krankenhaus Weende) zu Ausbildungszwecken am Notarztdienst der Stadt Göttingen.

Für den Krankentransport stehen im Stadtgebiet insgesamt sechs Krankentransportwagen (KTW) zur Verfügung, wobei jeweils zwei von DRK, MHD und AKG gestellt werden. Zusätzlich beteiligen sich noch mehrere Fahrzeuge von privaten Firmen am Krankentransport.

Die Fahrzeuge sind auf insgesamt 4 Standorte verteilt: 2 RTW und das NEF „Süd" an der Feuerwache Süd (Ortsteil Geismar), 1 RTW und das NEF „Nord" an der Feuerwache Nord (Universitätsklinikum), sowie 1 RTW an der Johanniter Rettungswache (Ortsteil Grone). Das Deutsche Rote Kreuz, der Malteser

Hilfsdienst und die Firma AKG betreiben eine gemeinsame Rettungswache in der Zimmermannstraße (3 MZF, 6 KTW). Der Rettungshubschrauber „Christoph 44" wird von der Deutschen Rettungsflugwacht (DRF) betrieben und ist direkt am Universitätsklinikum Göttingen stationiert.

Die vorgehaltenen Rettungsmittel versorgen insgesamt 129.051 Einwohner in der Stadt Göttingen, auf einer Gesamtfläche Fläche von ca. 17,27 km^2. Im Jahre 2005 kam es insgesamt zu 3.170 Notarzteinsätzen, sowie zu 10.564 Rettungstransportwageneinsätzen, die von den Rettungsmitteln im Stadtgebiet zu versorgen waren (STADT GÖTTINGEN 2006).

2.2 Organisation des Rettungsdienstes in Braunschweig

Das Niedersächsische Rettungsdienstgesetz (NRettDG) (NIEDERSÄCHSISCHE LANDESREGIERUNG 1992) vom 29.01.1992 bestimmt als Träger des Rettungsdienstes die Landkreise und kreisfreien Städte. Um den Bedarf an Rettungsmitteln, bzw. Einrichtungen für den Rettungsdienst zu ermitteln, müssen die Rettungsdienstträger einen Bedarfsplan (§ 4 Abs. 4 NRettDG) erstellen. Alle folgenden Angaben beziehen sich auf den „Bedarfsplan Rettungsdienst" der Stadt Braunschweig (STADT BRAUNSCHWEIG 2007), der sich während der Erstellung dieser Arbeit noch im Genehmigungsverfahren befand. Die Informationen wurden dankenswerterweise von Herrn Dr. med. Hartwig Marung, ärztlicher Leiter des Rettungsdienstes der Stadt Braunschweig, zur Verfügung gestellt.

Alle Einsätze der Feuerwehr, des Rettungsdienstes/Krankentransportes und des Katastrophenschutzes werden von einer integrierten Regionalleitstelle mit Sitz in der Hauptfeuerwache der Berufsfeuerwehr disponiert. Ebenso werden alle Notrufe aus Stadt und Landkreis Braunschweig, sowie aus dem Landkreis Peine entgegengenommen. Auch in Braunschweig verfügen private Krankentransport-Unternehmen über eigene Telefonzentralen und werden dementsprechend nicht durch oben genannte disponiert.

In der Stadt Braunschweig werden als Rettungsmittel Notarzteinsatzfahrzeuge (NEF), Rettungstransportwagen (RTW) und Krankentransportwagen (KTW) eingesetzt. Weiterhin stehen so genannte Mehrzweck-Rettungstransportwagen (M-RTW) zur Verfügung, die sowohl im Krankentransport, als auch in der Notfallrettung eingesetzt werden. Alle Fahrzeuge müssen gemäß § 4 Abs. 5 Satz 1 NRettDG dem Stand der Technik entsprechend ausgerüstet sein, sowie entsprechende Normen erfüllen: DIN EN 1789 „Rettungsdienstfahrzeuge und deren Ausrüstung", DIN 75079 „Notarzt-Einsatzfahrzeuge", DIN EN 1865 „Festlegungen für Krankentragen und andere Krankentransportmittel im Krankenkraftwagen" (NORMENAUSSCHUSS RETTUNGSDIENST UND KRANKENHAUS IM DEUTSCHEN INSTITUT FÜR NORMUNG E.V. 2010)

Alle Fahrzeuge werden mit fachlich geeignetem Personal nach § 10 NRettDG besetzt. Im Einzelnen sind das Notärzte, Rettungsassistenten, Rettungssanitäter und Rettungshelfer.

In der Stadt Braunschweig stehen drei Rettungstransportwagen 24 Stunden an sieben Tagen der Woche zur Verfügung, insgesamt sieben Mehrzweck-Rettungstransportwagen sind Tageszeit- und Wochentagabhängig verfügbar. An der Bereitstellung beteiligen sich die Berufsfeuerwehr Braunschweig (zwei RTW, ein M-RTW), der Arbeiter-Samariter-Bund (ein RTW), das Deutsche Rote Kreuz (zwei M-RTW), die Johanniter-Unfall-Hilfe (zwei M-RTW) sowie der Malteser-Hilfsdienst (zwei M-RTW).

Zusätzlich werden in der Stadt Braunschweig zwei arztbesetzte Rettungsmittel 24 Stunden an sieben Tagen der Woche vorgehalten. Das Notarzteinsatzfahrzeug (NEF) „1" der Berufsfeuerwehr Braunschweig ist am Standort „Holwedestraße" stationiert und wurde zum Untersuchungszeitpunkt fast ausschließlich mit Ärzten aus den chirurgischen Abteilungen des Städtischen Klinikums Braunschweig besetzt. Das Notarzteinsatzfahrzeug (NEF) „2" der Berufsfeuerwehr Braunschweig ist in der Südstadt am Standort „Salzdahlumer Straße" stationiert und wurde zum Untersuchungszeitpunkt hauptsächlich von Ärzten aus der Anästhesie-Abteilung des Städtischen Klinikums Braunschweig besetzt.

Für den Krankentransport stehen im Stadtgebiet insgesamt 14 Krankentransportwagen (KTW) zeitabhängig zur Verfügung. Die Johanniter-Unfall-Hilfe und der Malteser-Hilfsdienst stellen jeweils einen KTW, das Deutsche Rote Kreuz fünf und der Arbeiter-Samariter-Bund sechs KTW zur Verfügung. Zusätzlich beteiligen sich noch mehrere Fahrzeuge von privaten Firmen am Krankentransport.

Die Fahrzeuge sind auf insgesamt neun Rettungswachen im gesamten Stadtgebiet verteilt. Zwei Wachen stehen nur für die beiden Notarzteinsatzfahrzeuge zur Verfügung, fünf Rettungswachen mit mehreren Kranken- und Rettungs-Transportwagen, sowie drei Wachen der Berufsfeuerwehr. Eine der drei Feuerwehrwachen ist die so genannte „Flughafenwache" im Norden Braunschweigs, die während der Betriebszeiten des Flughafens nicht am regulären Rettungsdienst des Stadtgebietes beteiligt ist.

Die vorgehaltenen Rettungsmittel versorgen insgesamt etwa 245.273 Einwohner in der Stadt Braunschweig auf einer Fläche von ca. 17,72 km². Im Jahre 2006 kam es zu 5700 Notarzt-Einsätzen, sowie zu 28.500 Rettungstransportwageneinsätzen, die von den Rettungsmitteln im Stadtgebiet zu versorgen waren. (STADT BRAUNSCHWEIG 2007)

2.3 Organisation des Rettungsdienstes im Bereich Kaiserslautern

Auch das rheinland-pfälzische Landesgesetz über den Rettungsdienst sowie den Notfall- und Krankentransport (RettDG) (LANDESREGIERUNG RHEINLAND-PFALZ 2005) zuletzt geändert am 05.04.2005 legt als Träger des Rettungsdienstes die Landkreise und kreisfreien Städte fest. In § 4 Absatz 6 wird bestimmt, dass das zuständige Ministerium des Landes Rheinland-Pfalz einen Plan erlässt, in dem die Einteilung der Rettungsdienstbereiche, die Standorte der Leitstellen und Rettungswachen, sowie die Anzahl und Art der vorzuhaltenden Rettungsmittel festgelegt wird. Alle folgenden Angaben beziehen sich auf Angaben von Dr. med. Thomas Luiz, ärztlicher Leiter des Rettungsdienstes der Stadt Kaiserslautern.

Alle Einsätze der Feuerwehr, des Rettungsdienstes/Krankentransportes und des Katastrophenschutzes werden von einer integrierten Regionalleitstelle mit Sitz in der Hauptfeuerwache der Berufsfeuerwehr disponiert. Auch in Kaiserslautern verfügen private Krankentransport-Unternehmen über eigene Telefonzentralen und werden dementsprechend nicht durch die oben genannte Leitstelle disponiert.

In der Stadt Kaiserslautern werden als Rettungsmittel Notarzteinsatzfahrzeuge (NEF), Notarztwagen (NAW), Rettungstransportwagen (RTW) und Krankentransportwagen (KTW) eingesetzt. Alle Fahrzeuge müssen gemäß RettDG „dem Stand der Technik entsprechend ausgerüstet" sein, sowie entsprechende Normen erfüllen: DIN EN 1789 „Rettungsdienstfahrzeuge und deren Ausrüstung" , DIN 75079 „Notarzt-Einsatzfahrzeuge", DIN EN 1865 „Festlegungen für Krankentragen und andere Krankentransportmittel im Krankenkraftwagen" (NORMENAUSSCHUSS RETTUNGSDIENST UND KRANKENHAUS IM DEUTSCHEN INSTITUT FÜR NORMUNG E.V. 2010). Alle Fahrzeuge werden mit fachlich geeignetem Personal durch die jeweiligen Hilfsorganisationen besetzt. Im Einzelnen sind das Notärzte, Rettungsassistenten, Rettungssanitäter und Rettungshelfer.

Der Rettungsdienstbereich Kaiserslautern umfasst insgesamt vier Gebietskörperschaften: Das Stadtgebiet Kaiserslautern, den Landkreis Kaiserslautern, den Landkreis Kusel sowie den Donnersbergkreis. Insgesamt sind durch den Rettungsdienst 370.400 Einwohner auf einer Fläche von 1.998km^2 zu versorgen.

Im Rettungsdienstbereich Kaiserslautern stehen 15 Rettungstransportwagen 24 Stunden an sieben Tagen der Woche zur Verfügung, ein Krankentransportwagen ist ebenfalls 24 Stunden an sieben Tagen der Woche verfügbar, 24 weitere Krankentransportwagen sind tageszeit- und wochentagabhängig verfügbar. An der Bereitstellung beteiligen sich das Deutsche Rote Kreuz (DRK), sowie der Arbeiter-Samariter-Bund (ASB). Weiterhin werden im Rettungsdienstbereich sechs bodengebundene, arztbesetzte Rettungsmittel vorgehalten, davon fünf Notarzteinsatzfahrzeuge und ein Notarztwagen. Alle vorhandenen Rettungsmittel sind innerhalb des Rettungsdienstbereiches auf 11 Rettungswachen und 5 Notarztstandorte verteilt. Im Jahre 2006 kam es zu 10.792 Notarzteinsätzen und 28.179 Rettungswageneinsätzen durch die beschriebenen Rettungsmittel.

2.4 Erhebung, Erfassung und Verarbeitung von Daten

Für die Untersuchung wurden unabhängig voneinander Notärzte und nichtärztliche Rettungsdienstmitarbeiter der Städte Göttingen, Braunschweig und Kaiserslautern befragt. Um eine bessere Vergleichbarkeit zu erreichen, wurden im Bereich Kaiserslautern ausschließlich Notärzte und Rettungsdienstmitarbeiter aus dem Rettungsdienstbereich „Stadtgebiet" aufgenommen.

In einer Pilotphase wurden sowohl die Fragebögen für Notärzte, als auch die Fragebögen für das nichtärztliche Rettungsdienstpersonal von jeweils zehn, nicht in der Befragung eingeschlossenen Notärzten bzw. Rettungsassistenten bearbeitet und die Fragebögen nach der Testphase entsprechend erweitert und modifiziert.

Die Datenerhebung erfolgte entsprechend den ethischen Bestimmungen der Deklaration von Helsinki anonym, so dass weder bei der Datenerfassung noch bei deren Auswertung Rückschlüsse auf einzelne Untersuchungsteilnehmer möglich waren.(SALAKO 2006) An persönlichen Daten wurden das Alter, das Geschlecht und der Ausbildungsstand erhoben. Weitere Daten, die Rückschlüsse auf die befragten Teilnehmer ermöglichen können, wurden nicht erfragt.

2.4.1 Befragung der Notärzte

Die Notärzte wurden mithilfe eines persönlich verteilten (Göttingen), bzw. über den ärztlichen Leiter Rettungsdienst verteilten (Braunschweig und Kaiserslautern) dreiseitigen Fragebogens befragt. Der Bogen umfasste und erfasste die Erfahrungen und Ansichten der Notärzte in Bezug auf palliativmedizinische Themen und Patientenverfügungen in der präklinischen Notfallmedizin unter Berücksichtigung objektiver Daten (Alter, Stand der Ausbildung).

Die Befragung fand zwischen dem 1. August 2006 und dem 31. März 2007 statt. Der Fragebogen findet sich im Anhang dieser Arbeit und wurde für die vorliegende Arbeit erstellt. Eine Standardisierung des Bogens hat nicht stattgefunden.

Folgende Themen wurden mit dem Fragebogen erfasst:

1) Angaben zur Person
   - Alter
   - Geschlecht
   - Fachrichtung
   - Ausbildungsstand und Zusatzqualifikationen
   - derzeitiger Arbeitsplatz (z.b. Schwerpunktklinik)
   - aktive Zeit als Notarzt, Einsätze pro Jahr
   - Interesse an palliativmedizinischen Fragestellungen

2) Palliativmedizin
   - Schätzung des Anteils palliativmedizinischer Einsätze im Notarztwesen
   - eigener Kontakt mit Palliativpatienten während des Notarztdienstes
   - Einschätzung der medizinischen Versorgung
   - Einschätzung der psychosozialen Betreuung
   - Übereinstimmung der Therapie mit den Wünschen des Patienten
   - Übereinstimmung der Therapie mit den Wünschen der Angehörigen
   - Kontakt mit einem Palliativ Care Team

3) Patientenverfügung
   - eigene Patientenverfügung des Notarztes
   - Kontakt im Notarztdienst mit einer Patientenverfügung
   - Beeinflussung der Therapieentscheidung durch diese Patientenverfügung
   - subjektive Kenntnis über rechtliche Problematik einer Patientenverfügung
   - Verbindlichkeit der Patientenverfügung in der Notfallmedizin

2.4.2 Befragung der nichtärztlichen Rettungsdienstmitarbeiter

Die nichtärztlichen Rettungsdienstmitarbeiter wurden ebenfalls mittels eines persönlich verteilten (Göttingen), bzw. über den ärztlichen Leiter Rettungsdienst verteilten (Braunschweig und Kaiserslautern) dreiseitigen Fragebogen interviewt.

Die Befragung zielte auf ihre Erfahrungen und Einstellungen hinsichtlich Palliativmedizin und Patientenverfügungen in der präklinischen Notfallmedizin unter Berücksichtigung objektiver Daten (Alter, Stand der Ausbildung) ab. Die Befragung fand zwischen dem 1. September 2006 und dem 31. März 2007 statt. Der Fragebogen findet sich im Anhang dieser Arbeit und wurde für die vorliegende Arbeit erstellt. Eine Standardisierung des Bogens hat nicht stattgefunden.

Folgende Themen wurden mit dem Fragebogen erfasst:

1) Angaben zur Person
   - Alter
   - Geschlecht
   - Ausbildungsstand und Zusatzqualifikationen
   - derzeitiger Arbeitsplatz
   - aktive Zeit als Rettungsdienstmitarbeiter

2) Palliativmedizin
   - Bekanntheit des Begriffs „Palliativmedizin"
   - Palliativmedizin als Ausbildungsinhalt / Fortbildung
   - Bekanntheit palliativmedizinischer Einrichtungen im Rettungsdienstgebiet
   - eigener Kontakt mit Palliativpatienten im Rahmen des Rettungsdienstes
   - Einschätzung der medizinischen Versorgung
   - Einschätzung der psychosozialen Betreuung
   - Anwesenheit eines Notarztes
   - Interesse Palliativmedizin in die Ausbildung / Fortbildung zu integrieren
   - Bekanntheit eines Palliative Care Teams (in Göttingen „SUPPORT")

3) Patientenverfügung
   - eigene Patientenverfügung vorhanden und sinnvoll
   - Kontakt im Rahmen eines Einsatzes mit einer Patientenverfügung
   - Beeinflussung der Therapieentscheidung durch diese Patientenverfügung
   - subjektive Kenntnis über rechtliche Problematik einer Patientenverfügung
   - Verbindlichkeit der Patientenverfügung in der Notfallmedizin

2.4.3 Statistik

Die erhobenen Daten wurden mithilfe von Microsoft Access® in eine Datenbank aufgenommen und zur statistischen Bearbeitung in das Programm Statistica® importiert. Bei der durchgeführten Untersuchung handelt es sich um eine prospektive Studie mit vornehmlich deskriptivem Charakter, entsprechend kamen Verfahren der deskriptiven Statistik (Mittelwerte, Standardabweichung, Diagramme etc.) zur Anwendung. Das Signifikanzniveau wurde mit $p<0,05$ festgelegt. Alle dargestellten Tabellen und Diagramme wurden mithilfe des Programms iWork09® (Apple Inc.) erzeugt.

2.4.4 Einschluss und Ausschlusskriterien

In die Auswertung wurden alle zurückerhaltenen Fragebögen eingeschlossen. Wurden von den Befragten einzelne oder zusammenhängende Fragen nicht eindeutig oder gar nicht beantwortet, wurden diese Fragen nicht ausgewertet, ohne aber den gesamten Fragebogen auszuschließen. Als Ausschlusskriterium galt die fehlende Rücksendung des Fragebogens. Weitere Ausschlusskriterien wurden nicht definiert.

3 Ergebnisse

3.1 Notärzte

Im definierten Untersuchungszeitraum beantworteten N=104 der befragten Notärzte den ausgegebenen Fragebogen. Dies entspricht einer Rücklaufquote von 52%. Da sich die Ergebnisse der einzeln untersuchten Rettungsdienstbereiche nicht signifikant voneinander unterschieden (p>0,05), werden die Ergebnisse für alle drei Bereiche zusammengefasst dargestellt.

3.1.1 Population

Bei Betrachtung der Gesamtpopulation der befragten Notärzte (n=104) zeigte sich, dass 40,4% (n=42) der Befragten weiblichen und 59,6% (n=62) männlichen Geschlechts waren. Die Altersverteilung stellte sich zum Zeitpunkt der Befragung wie folgt dar:
Die größte Gruppe (34,6%, n=36) der Notärzte war zwischen 31-35 Jahren alt, 20,2% (n=21) befanden sich in der Gruppe der 36- bis 40-Jährigen. Weitere 17,3% (n=18) waren zum Untersuchungszeitpunkt zwischen 41-45 Jahre alt. Jeweils etwa 10 Prozent fanden sich in der Gruppe der 25- bis 30-Jährigen (9,3%, n=10) und der Gruppe der 46- bis 50- Jährigen (10,6%, n=11). Vier befragte Notärzte (3,9%, n=4) waren zwischen 51-55 Jahre alt, drei im Notarztdienst tätige Ärzte (2,9%, n=3) zwischen 56-60 Jahre, ein Befragter (0,9%, n=1) war älter als 60 Jahre. Die Verteilung ist in Abbildung 1 dargestellt.

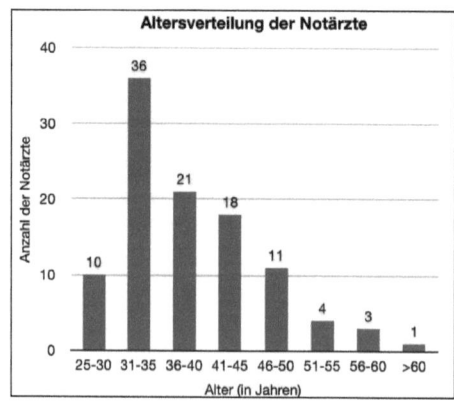

Abbildung 1: Altersverteilung der befragten Notärzte

Die überwiegende Mehrheit von 86,5% (n=90) der befragten Notärzte gehörte der Fachrichtung Anästhesiologie an, 8,7% (n=9) waren zum Zeitpunkt der Untersuchung als Chirurgen tätig. 4,8% (n=5) der Befragten war in einer internistischen Fachrichtung tätig. 50% (n=52) der Befragten arbeiteten zum Zeitpunkt der Untersuchung in einem Krankenhaus der Maximalversorgung, 10,6% (n=11) arbeiteten in einem Krankhaus der Grund- / Regelversorgung, 38,4% (n=40) waren an einer Universitätsklinik tätig. Bei einem Notarzt (0,9%, n=1) war die Art der Arbeitsstätte nicht bekannt. Befragt zum Ausbildungsstand gaben 37,5% (n=39) an, Assistenzarzt in Weiterbildung zu sein, 62,5% (n=62) der Befragten besaßen die Facharztqualifikation ihrer jeweiligen Fachrichtung.

42,3% (n=44) aller befragten Notärzte waren zum Zeitpunkt der Untersuchung zwischen 1-5 Jahren als Notarzt tätig. 13,5% (n=14) waren seit weniger als einem Jahr in der Rettungsmedizin aktiv. 16,4% (n=17) der Notärzte gaben an zwischen 6-10 Jahren als Notarzt zu arbeiten, 27,9% (n=29) hatten zum Zeitpunkt der Untersuchung bereits mehr als 10 Jahre Erfahrung. Die Verteilung ist in Abbildung 2 dargestellt.

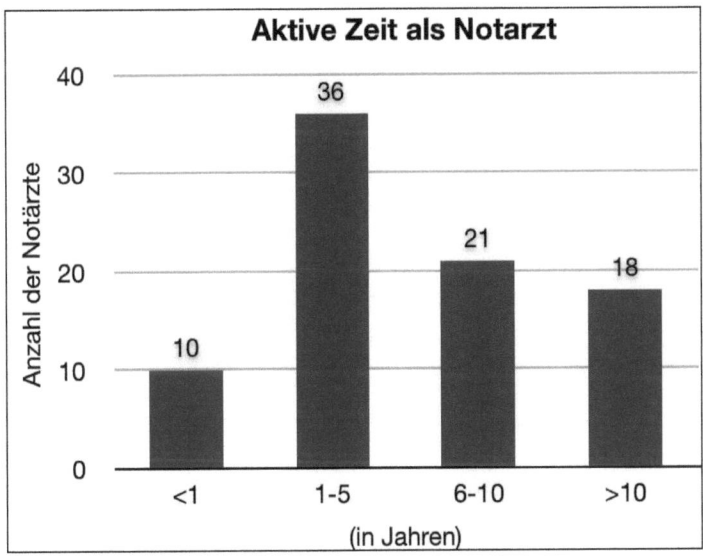

Abbildung 2: aktive Zeit im Notarztdienst

Befragt zu dem eigenen durchschnittlichen Jahresaufkommen an Notarzteinsätzen bezifferten 26,9% (n=28) dieses mit 101-150 Einsätzen pro Jahr. 25,9% (n=27) der Befragten gaben an, pro Jahr an zwischen 50-100 Notarzteinsätzen beteiligt zu sein. 20,2% (n=21) gaben ihr durchschnittliches Einsatzaufkommen mit <50 Einsätzen pro Jahr an. Zwischen 151-200 Einsätze absolvieren 14,4% (n=15), 13 befragte Notärzte (12,5%, n=13) geben ihr jährliches Einsatzaufkommen mit >200 Einsätzen an. Die Verteilung ist in Abbildung 3 dargestellt.

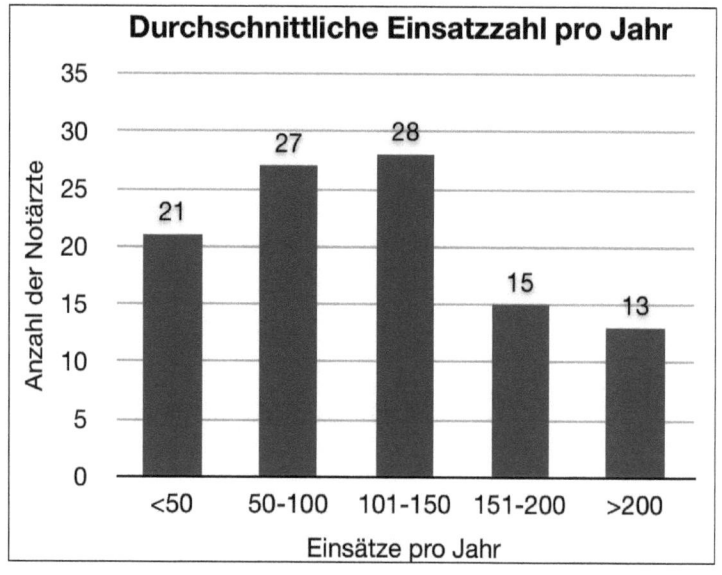

Abbildung 3: Einsatzzahlen im Jahresdurchschnitt

91,3% (n=95) der befragten Notärzte besaßen zum Untersuchungszeitpunkt die Zusatzqualifikation „Rettungsmedizin" / „Notfallmedizin". Etwa ein Drittel (31,7%, n=33) besaßen die Zusatzqualifikation „Intensivmedizin". „Spezielle Schmerztherapie" wurde von 16 Befragten (15,4%, n=16) als vorhandene Zusatzqualifikation benannt. „Palliativmedizin" als Zusatzbezeichnung besaßen 8,7% (n=9). 5,8% (n=6) der befragten Notärzte hatten sonstige, nicht näher bezeichnete, Zusatzqualifikationen. Mehrfachnennungen waren in dieser Frage zugelassen. Die Verteilung ist in Abbildung 4 dargestellt.

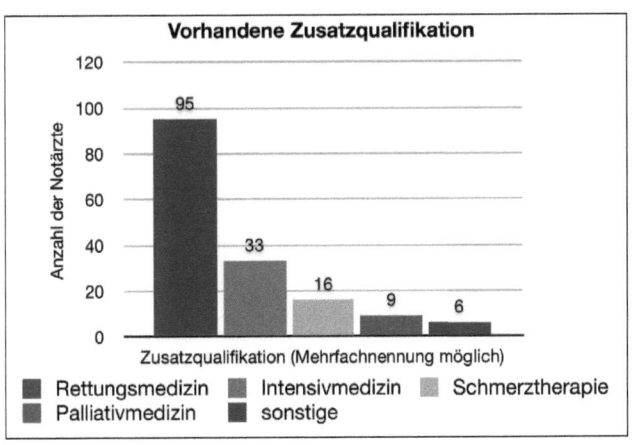

Abbildung 4: Zusatzqualifikationen der befragten Notärzte

31,7% (n=33) der befragten Notärzte gaben an, palliativmedizinische Weiterbildungen besucht zu haben, davon haben 72,7% (n=24) den Kursus „Spezielle Schmerztherapie" absolviert, 42,4% (n=14) den Basiskurs „Palliativmedizin". Den „Aufbaukurs Palliativmedizin 1" haben 9,1% (n=3) besucht, jeweils ein Befragter (3,0%, n=1) hat den „Aufbaukurs Palliativmedizin 2" bzw. den „Aufbaukurs Palliativmedizin 3" besucht. 24,2% (n=8) haben an sonstigen, nicht näher benannten palliativmedizinischen Weiterbildungen teilgenommen. Mehrfachnennungen waren in dieser Frage zugelassen.

Generelles Interesse an palliativmedizinischen Fragestellungen gaben 79,8% (n=83) der befragen Notärzte an, während 18,3% (n=19) kein Interesse bekundeten. Zwei Befragte machten dazu keine Angabe (1,9%, n=2)

3.1.2 Palliativpatienten im Rettungsdienst

Annähernd die Hälfte der befragten Notärzte, nämlich 47,1% (n=49) schätzten das Einsatzaufkommen palliativmedizinisch orientierter Notfalleinsätze auf eine Größenordnung zwischen 0-5% ein. 42,3% (n=44) schätzten die Anzahl dieser Einsätze im Bereich 6-10% ein. Dass der Anteil palliativmedizinisch orientierter Einsätze zwischen 11-15% liegt, gaben 6,7% (n=7) an, während 3,9% (n=4) das Einsatzaufkommen bei über 15% sahen. Die Verteilung ist in Abbildung 5 dargestellt.

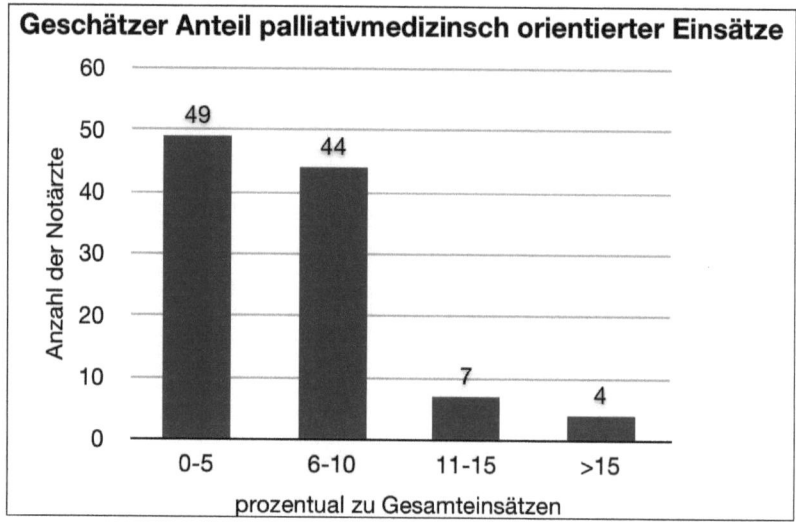

Abbildung 5: Anteil palliativmedizinischer Einsätze

Die Frage, ob sie selbst schon als Notarzt an Einsätzen beteiligt waren, bei denen die Versorgung von Palliativpatienten mit Tumorerkrankungen im finalen Stadium im Vordergrund stand, bejahten 89,4% (n=93) der Befragten. 10,6% (n=11) der Notärzte gaben an, noch nicht an einer solchen Patientenversorgung beteiligt gewesen zu sein.

Die folgenden fünf Fragen richteten sich an die Teilnehmer der Befragung, die bereits an oben genannten Einsätzen teilgenommen hatten.

Auf die Frage, wie sicher sich der Notarzt bei der medizinischen Versorgung von Tumorpatienten im finalen Stadium gefühlt hat (als Antwortmöglichkeiten standen „sehr sicher", „sicher", „unsicher" und „sehr unsicher" zur Verfügung) gaben 10,8% (n=10) an, sich „sehr sicher" gefühlt zu haben. 53,8% (n=50) fühlten sich „sicher", während 30,1% (n=28) der befragten Notärzte angaben, sich bei der medizinischen Versorgung „unsicher" gefühlt zu haben. 5,4% (n=5) der Notärzte wählten die Option „sehr unsicher". Die Verteilung ist in Abbildung 6 dargestellt.

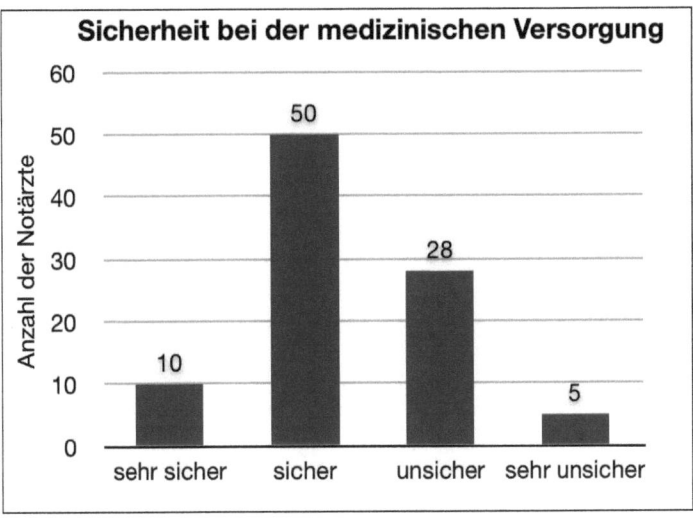

Abbildung 6: Sicherheit bei der medizinischen Versorgung von Palliativpatienten

Neben der medizinischen Versorgung wurde mit gleichen, oben genannten Antwortmöglichkeiten nach der Sicherheit der Notärzte im Umgang mit diesen Patienten gefragt. Hier fühlten sich 7,5% (n=7) „sehr sicher", 43% (n=40) gaben an sich „sicher" zu fühlen, während sich 45,2% (n=42) „unsicher" fühlten. „Sehr unsicher" wählten 4,3% (n=4) der befragten Notärzte. Die Verteilung ist in Abbildung 7 dargestellt.

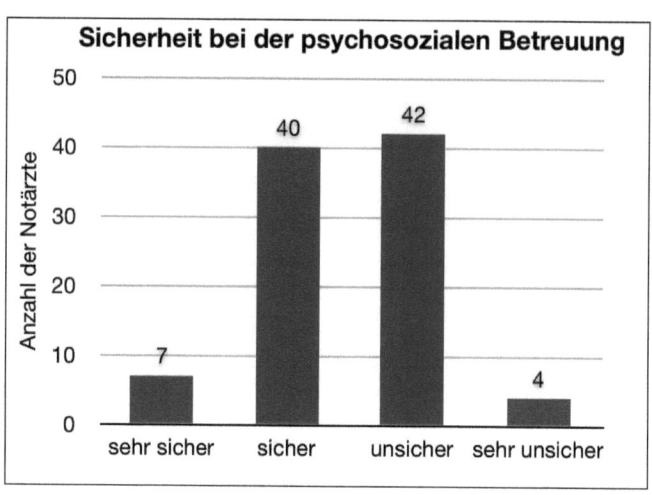

Abbildung 7: Sicherheit bei der psychosozialen Betreuung von Palliativpatienten

Unterscheidet man hier zwischen Notärzten mit palliativmedizinischen Kenntnissen und Notärzten ohne diese, so zeigt sich ein signifikanter Unterschied zwischen den beiden Gruppen ($p<0{,}05$). Notärzte mit palliativmedizinischen Kenntnissen sind subjektiv sicherer in der medizinischen Versorgung und der psychosozialen Betreuung von Palliativpatienten. Zur Auswertung wurden die Ergebnisse „sehr sicher" und „sicher" zusammengefasst (Sicherheit), ebenso die Ergebnisse „unsicher" und „sehr unsicher" (Unsicherheit) (siehe Tabelle 1).

Notärzte, die bereits Palliativpatienten betreut hatten n=93	mit Zusatzbezeichnung „Palliativmedizin" n=9	mit palliativmedizinischer Fortbildung / Erfahrung n=24	ohne Vorerfahrung n=60
Sicherheit in der medizinischen Versorgung	8 (88,9%)	17 (70,8%)	35 (58,3%)
Unsicherheit in der medizinischen Versorgung	1 (11,1%)	7 (29,2%)	25 (41,7%)
Sicherheit in der psychosozialen Versorgung	8 (88,9%)	13 (54,2%)	26 (43,3%)
Unsicherheit in der psychosozialen Versorgung	1 (11,1%)	11 (45,8%)	34 (56,7%)

Tabelle 1: Versorgung von Palliativpatienten durch Notärzte

Inwieweit sich ihre Therapie mit den Wünschen des Patienten deckte, sollten die befragten Notärzte mit Hilfe einer Ordinalskala (Schulnotensystem) von 1 (sehr gut) bis 5 (mangelhaft) beurteilen. Heraus kam ein Mittelwert von 2,6; Standardabweichung 0,9. Ebenfalls mit Hilfe oben genannter Ordinalskala wurden die Notärzte befragt inwieweit sich ihre Therapie mit den Wünschen der Angehörigen deckte, heraus kam ebenfalls ein Mittelwert von 2,6 mit Standardabweichung 0,9. Die Verteilung ist in Abbildung 8 dargestellt.

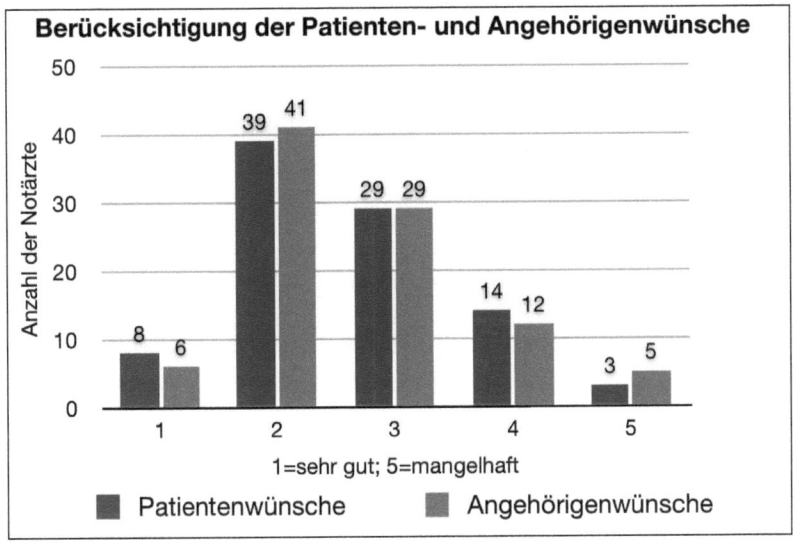

Abbildung 8: Berücksichtigung der Patienten- und Angehörigenwünsche

Im Rahmen dieser Einsätze hatten 24,7% (n=23) der in der Untersuchung erfassten Notärzte Kontakt mit einem Palliativ Care Team (PCT).

3.1.3 Patientenverfügungen / rechtliche Aspekte

78,9% (n=82) der Notärzte hatte zum Untersuchungszeitpunkt keine eigene Patientenverfügung, während 16,4% (n=17) der Befragten eine solche für sich verfasst hatten. 4,8% der befragten Notärzte (n=5) machten zu dieser Frage keine Angabe. Die Verteilung ist in Abbildung 9 dargestellt.

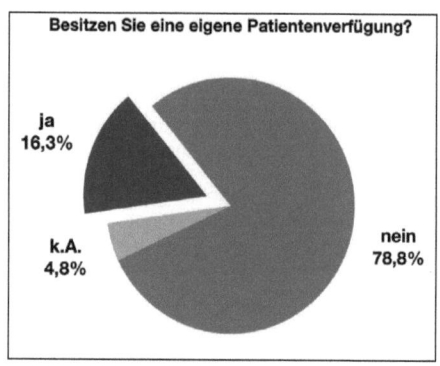

Abbildung 9: Eigene Patientenverfügung des Notarztes

89,4% (n=93) der befragten Notärzte hatten in der Notfallversorgung bereits mit Patientenverfügungen Kontakt. Von diesen gaben 77,4% (n=72) an, dass die vorhandene Patientenverfügung präklinische Therapieentscheidungen beeinflusst hat, 20,4% (n=19) verneinten dieses. Zwei Befragte machten hierzu keine Angabe (2,1%, n=2). Die Verteilung ist in Abbildung 10 dargestellt.

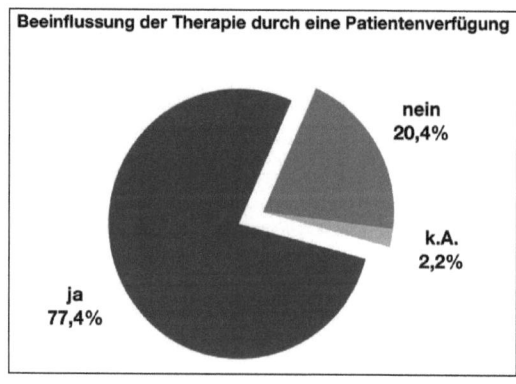

Abbildung 10: Beeinflussung der Therapie durch eine Patientenverfügung

Auch hier zeigt die Unterteilung in Notärzte mit und ohne palliativmedizinische Kenntnisse, dass im Trend eher bei palliativmedizinisch erfahrenen Notärzten eine Patientenverfügung präklinische Therapieentscheidungen beeinflusst (siehe Tabelle 2).

Notärzte, die bereits Kontakt mit Patientenverfügungen von Palliativpatienten hatten n=93	mit Zusatzbezeichnung „Palliativmedizin" n=9	mit palliativmedizinischer Fortbildung / Erfahrung n=24	ohne Vorerfahrung n=60
Beeinflussung der Therapieentscheidung	8 (88,9%)	21 (87,5%)	43 (71,7%)
keine Beeinflussung der Therapieentscheidung	1 (11,1%)	3 (12,5%)	17 (28,3%)

Tabelle 2: Beeinlussung der Therapieentscheidung von Notärzten durch Patientenverfügungen

Die Beantwortung der Frage, ob die Notärzte sich gut über die rechtliche Problematik einer Patientenverfügung informiert fühlen, ergab folgendes Ergebnis: Über die Hälfte der befragten Notärzte (55,7%, n=58) fühlen sich nicht ausreichend informiert und sind bezüglich rechtlicher Aspekte einer Patientenverfügung unsicher. 17,3% (n=18) der Befragten fühlen sich gut informiert, während 30,1% (n=28) sich überhaupt nicht informiert fühlen. Die Verteilung ist in Abbildung 11 dargestellt.

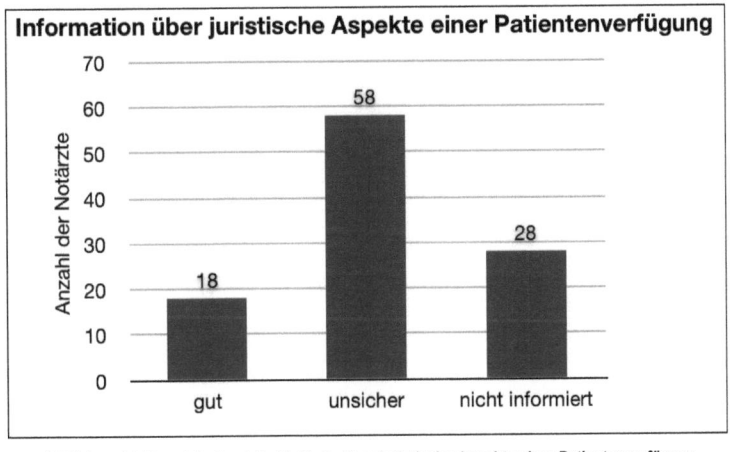

Abbildung 11: Kenntnisstand der Notärzte über juristische Aspekte einer Patientenverfügung

Die Frage nach der Verbindlichkeit einer Patientenverfügung im Rahmen der notfallmedizinischen Therapie von Palliativpatienten mit Tumorerkrankungen im finalen Stadium wurde durch die befragten Notärzte wie folgt beantwortet: 53,8% (n=50) entschieden sich für die vorgegebene Antwortmöglichkeit „Ist für mich verbindlich, wenn sie in schriftlicher Form vorliegt". Der Verbindlichkeit einer schriftlichen Form nur in Verbindung mit einer mündlich geäußerten Bestätigung des Patientenwillens (z.B. von nahen Angehörigen) stimmten 38,5% (n=40) zu. 13,5% (n=14) sahen für sich keine Verbindlichkeit. Die Verteilung ist in Abbildung 12 dargestellt.

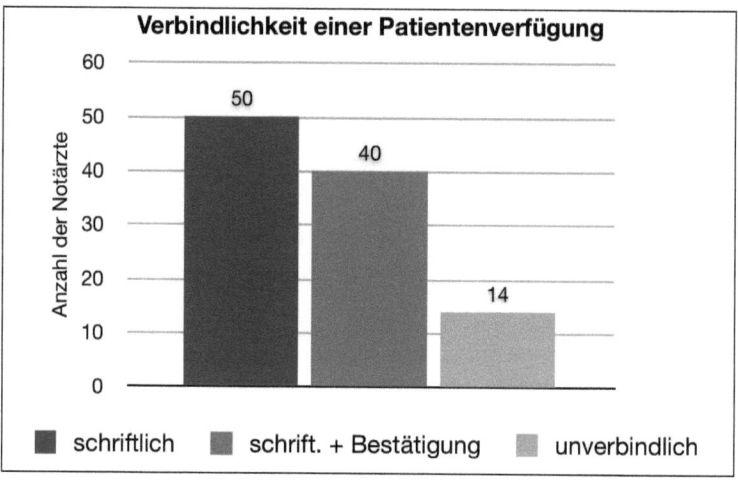

Abbildung 12: Verbindlichkeit einer Patientenverfügung

3.2 Rettungsdienstmitarbeiter

Im Untersuchungszeitraum von sechs Monaten beantworteten N=162 der befragten Rettungsassistenten aus den beiden untersuchten Rettungsdienstbereichen Göttingen und Braunschweig den Fragebogen. Dies entsprach bei 250 verteilten Fragebögen einer Rücklaufquote von 64,8%. Wie schon bei den Notärzten unterschieden sich weder die Ergebnisse, noch die demografischen Daten der einzelnen Rettungsdienstbereiche signifikant voneinander (p>0,05), so dass die Ergebnisse im Folgenden für beide Bereiche gemeinsam dargestellt werden. Die Befragung der Rettungsdienstmitarbeiter im Bereich Kaiserslautern wurde auf Grund der niedrigen Rücklaufquote von unter 10% von der weiteren Untersuchung ausgeschlossen.

3.2.1 Population

Die Auswertung der Gesamtpopulation ergab, dass 7,4% (n=12) der befragten Rettungsdienstmitarbeiter weiblichen Geschlechts war, demgegenüber 92,6% (n=150) männlich. Die Altersverteilung stellte sich wie folgt dar: Zum Zeitpunkt der Befragung waren zwei Mitarbeiter (1,2%, n=2) jünger als 20 Jahre. 18 Mitarbeiter (10,8%, n=18) waren zwischen 20 und 25 Jahre alt. Jeweils ca. 22% der Befragten fanden sich in den Gruppen der 26- bis 30-Jährigen (22,2%, n=36), sowie der 31- bis 35-Jährigen (22,8%, n=37). 18,5%, (n=30) der Befragten war zwischen 36-40 Jahre alt, 19% (n=32) zwischen 41-45. Insgesamt fünf Befragte waren älter als 45 Jahre (3%, n=5). Die Verteilung ist in Abbildung 13 dargestellt.

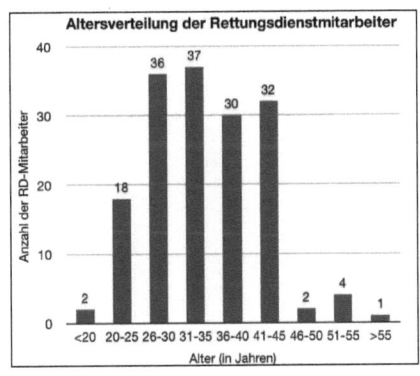

Abbildung 13: Altersverteilung der Rettungsdienstmitarbeiter

Befragt nach dem eigenen Ausbildungsstand gaben 62,4% (n=101) an Rettungsassistent (RA) zu sein, 27,8% (n=45) waren zum Zeitpunkt der Befragung als Rettungssanitäter (RS) tätig. 6,2% (n=10) waren Lehrrettungsassistenten (LRA), 3,7% (n=6) waren in der praktischen Ausbildung zum Rettungsassistenten, als Rettungsassistenten im Praktikum (RAiP) tätig. Die Verteilung ist in Abbildung 14 dargestellt.

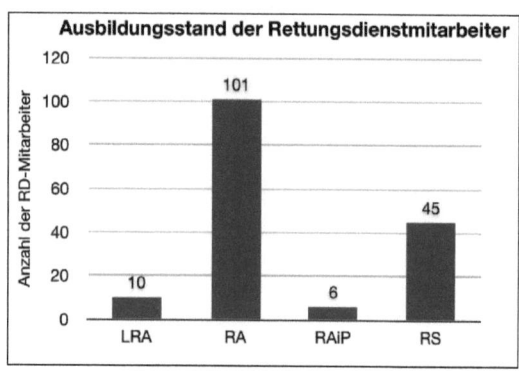

Abbildung 14: Ausbildungsstand der Rettungsdienstmitarbeiter

4,9% (n=8) der Rettungsdienstmitarbeiter arbeiteten zum Zeitpunkt der Befragung seit <1 Jahr aktiv im Rettungsdienst, 25,4% (n=42) waren seit zwischen 1-5 Jahren im Rettungsdienst aktiv. Knapp ein Drittel 30,3% (n=49) arbeitete seit 6-10 Jahren im Rettungsdienst, eine große Anzahl der Befragten (38,9%, n=63) war bereits seit über 10 Jahren im Rettungsdienst tätig. Die Verteilung ist in Abbildung 15 dargestellt.

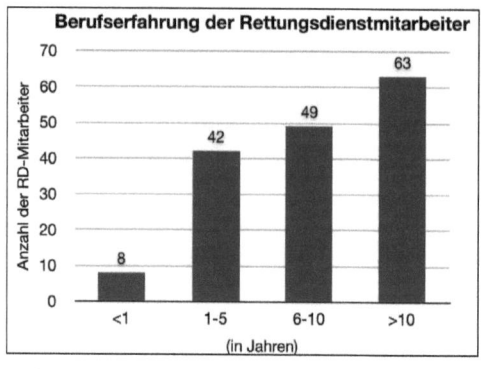

Abbildung 15: Berufserfahrung der Rettungsdienstmitarbeiter

16,7% (n=27) hatten keine Vorstellung von der inhaltlichen und begrifflichen Bedeutung von „Palliativmedizin". 28,4% (n=46) gaben an, keine genaue inhaltliche Vorstellung davon zu haben, während der Begriff „Palliativmedizin" 54,3% (n=88) bekannt war. Ein Befragter (0,6%, n=1) machte hierzu keine Angabe. Die Verteilung ist in Abbildung 16 dargestellt.

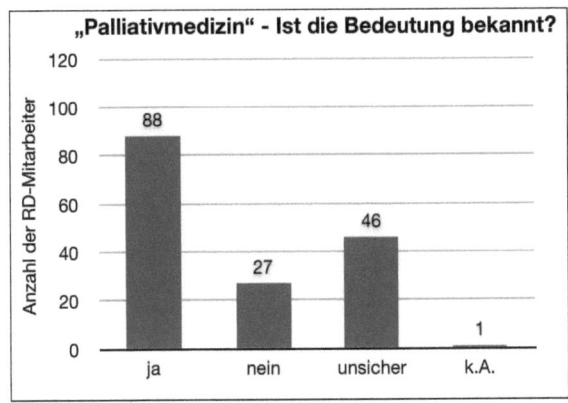

Abbildung 16: Begriff "Palliativmedizin"

Auf die Frage ob „Palliativmedizin" ein Inhalt während der Ausbildung zum Rettungsassistenten war, antworteten 8,0% (n=13) der Befragten mit ja, die große Mehrheit von 91,9% (n=149) hat diese Frage verneint. Die Verteilung ist in Abbildung 17 dargestellt.

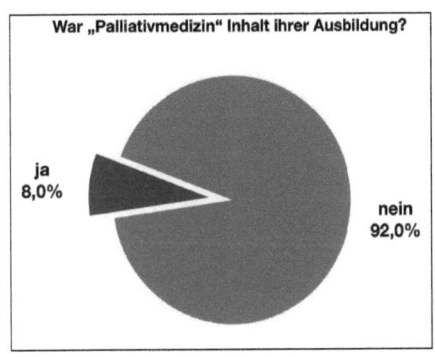

Abbildung 17: Palliativmedizin als Ausbildungsinhalt

3.2.2 Palliativpatienten im Rettungsdienst

61,1% (n=99) der Befragten Rettungsdienstmitarbeiter kannten palliativmedizinische Einrichtungen in ihrem Rettungsdienstbereich und benannten im Freitext entsprechende Einrichtungen. 35,8% (n=58) waren sich nicht sicher, ob in ihrem Rettungsdienstbereich palliativmedizinische Einrichtungen vorhanden sind, 3,1% (n=5) verneinten dieses. Die Verteilung ist in Abbildung 18 dargestellt.

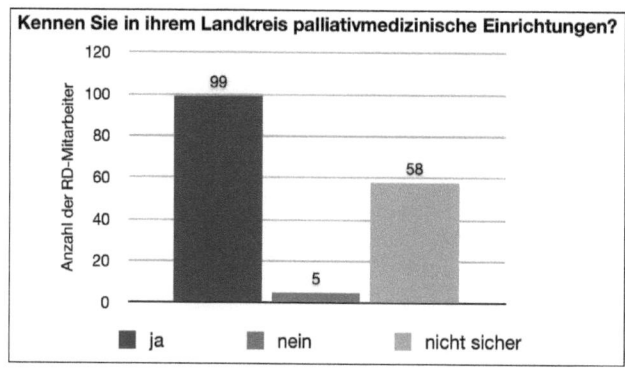

Abbildung 18: Bekanntheit palliativmedizinischer Einrichtungen

Es zeigte sich, dass 91,4% (n=148) der befragten Rettungsdienstmitarbeiter bereits an Notfalleinsätzen / Krankentransporten beteiligt war, bei denen die Versorgung und Betreuung von Palliativpatienten mit Tumorerkrankungen notwendig war. 8,6% (n=14) der befragten Rettungsdienstmitarbeiter verneinten dieses. Die Verteilung ist in Abbildung 19 dargestellt.

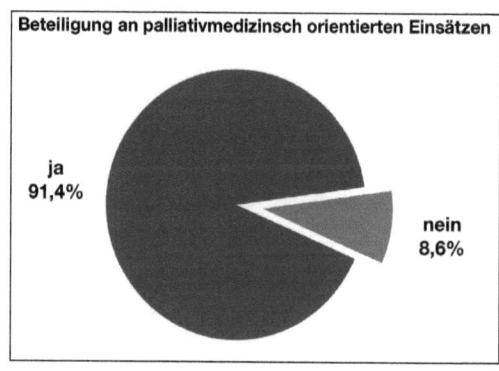

Abbildung 19: Beteiligung an palliativmedizinisch orientieren Einsätzen

Zwei weitere Fragen wurden nur Rettungsdienstmitarbeitern gestellt, die bereits an oben genannten Einsätzen beteiligt waren. Als vorgegebene Antwortmöglichkeit konnte der Befragte zwischen „sehr sicher", „sicher", „unsicher" und „sehr unsicher" wählen. Die Untersuchung ergab, dass sich 9,5% (n=14) bezüglich der medizinischen Versorgung von Palliativpatienten als „sehr sicher" bezeichnet hat, 52% (n=77) wählten die Antwortmöglichkeit „sicher", während 36,5% (n=54) „unsicher" ankreuzten. Für „sehr unsicher" entschieden sich 2,0% (n=3) der befragten Rettungsdienstmitarbeiter. Die Verteilung ist in Abbildung 20 dargestellt.

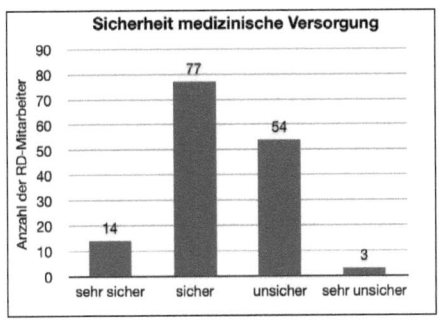

Abbildung 20: medizinische Versorgung durch Rettungsdienstmitarbeiter

Auf die Frage nach ihrer gefühlten Sicherheit in Bezug auf die psychosoziale Betreuung („Umgang") eben dieser Patienten fühlten sich 8,8% (n=13) „sehr sicher", 41,9% (n=62) wählten „sicher" während sich 47,9% (n=71) als „unsicher" bezeichneten. „Sehr unsicher" wählten 1,4% (n=2) der Rettungsdienstmitarbeiter. Die Verteilung ist in Abbildung 21 dargestellt.

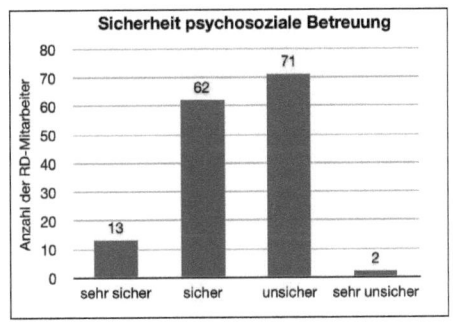

Abbildung 21: psychosoziale Betreuung durch den Rettungsdienst

Beim Vergleich der Angaben der Befragten, aufgeteilt in zwei Gruppen (Gruppe 1: Mitarbeiter mit palliativmedizinischem Vorwissen / Erfahrungen (z.B. Fortbildungen, Fachzeitschriften, Erfahrungen) Gruppe 2: Rettungsdienstmitarbeiter ohne Vorwissen und Erfahrungen im palliativmedizinischen Bereich), ergab sich eine deutliche Korrelation zwischen palliativmedizinischem Vorwissen / Erfahrung und der Sicherheit bezüglich der medizinischen und psychosozialen Versorgung (siehe Tabelle 3).

Rettungsdienstmitarbeiter mit Kontakt zu Palliativpatienten n=148	mit pall.med Vorwissen / Erfahrung n=63	ohne pall.med Vorwissen / Erfahrung n=85	p-Wert	Gesamt
Sicherheit in der medizinischen Versorgung	53 (84,1%)	38 (44,7%)	<0,01	91 (61,5%)
Unsicherheit in der medizinischen Versorgung	10 (15,9%)	47 (55,3%)	<0,01	57 (38,5%)
Sicherheit in der psychosozialen Versorgung	46 (73,1%)	29 (34,1%)	<0,01	75 (50,7%)
Unsicherheit in der psychosozialen Versorgung	17 (26,9%)	56 (65,8%)	<0,01	73 (49,3%)

Tabelle 3: Versorgung von Palliativpatienten durch Rettungsdienstmitarbeiter

Beim Beantworten der Frage, ob an diesen oben genannten Einsätzen ein Notarzt beteiligt war, standen die Auswahlmöglichkeiten „immer", „meistens", „selten", und „nie" zur Verfügung. Mehr als die Hälfte der Befragten, 56,1% (n=83) kreuzte „meistens" an, 40,5% (n=60) erlebten solche Einsätze „selten" mit Notarzt. Bei 3,4% (n=5) der Befragten waren an solchen Einsätzen nie Notärzte beteiligt. Die Antwortmöglichkeit „immer" wurde von keinem Untersuchungsteilnehmer gewählt. Die Verteilung ist in Abbildung 22 dargestellt.

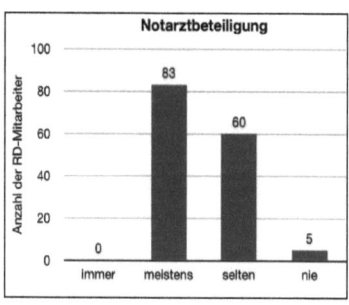

Abbildung 22: Notarztbeteiligung

79,0% (n=128) der befragten Rettungsdienstmitarbeiter hatten keine Kenntnis über ein, jeweils im Einsatzbereich etabliertes, „Palliative Care Team" (PCT), 21% (n=34) war die Existenz eines solchen bekannt. Die Verteilung ist in Abbildung 23 dargestellt.

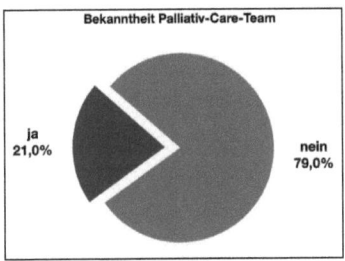

Abbildung 23: Bekanntheit Palliative-Care-Team

91,4% (n=148) der Rettungsdienstmitarbeiter hielten es für sinnvoll, palliativmedizinische Inhalte in die Ausbildung zu integrieren. 8,64% (n=14) sahen darin keine Notwendigkeit. Auf die Frage, in welcher Form sich die Rettungsdienstmitarbeiter eine Weiterbildung wünschen, bekundeten (bei Mehrfachauswahlmöglichkeit) 162 der Befragten N=73 (45,1%), dass sie an einer Fortbildung mit palliativmedizinischen Inhalten interessiert wären. N=13 (8,0%) würden gerne ein Praktikum im palliativmedizinischen Bereich absolvieren. N=113 (69,8%) der Rettungsdienstmitarbeiter hätten Interesse an einer Fortbildung über die juristischen Aspekte der palliativmedizinischen Versorgung in der präklinischen Notfallmedizin. N=44 (27,2%) der befragten Teilnehmer wünschten sich Zugriff auf Fachliteratur zu diesem Thema. Die Verteilung ist in Abbildung 24 dargestellt.

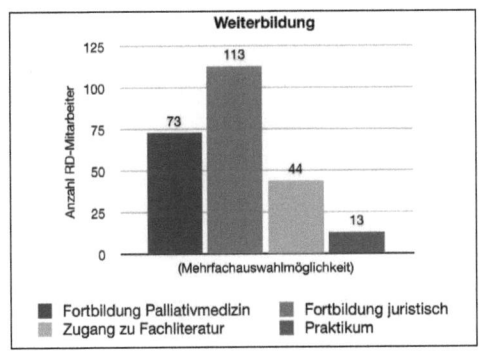

Abbildung 24: Weiterbildungswünsche der Rettungsdienstmitarbeiter

3.2.3 Patientenverfügungen / rechtliche Aspekte

93,8% (n=152) der befragten Rettungsdienstmitarbeiter erachteten die Erstellung einer Patientenverfügung für sich persönlich als sinnvoll. 6,2% (n=10) empfinden eine solche derzeit für sich nicht als sinnvoll. Demgegenüber stehen 6,8% (n=11) der Befragten, die tatsächlich eine eigene Patientenverfügung verfasst haben, 92% (n=149) der Rettungsdienstmitarbeiter hatten zum Untersuchungszeitpunkt keine Patientenverfügung. 1,2% (n=2) machten hierzu keine Angaben. Die Verteilung ist in Abbildung 25 dargestellt.

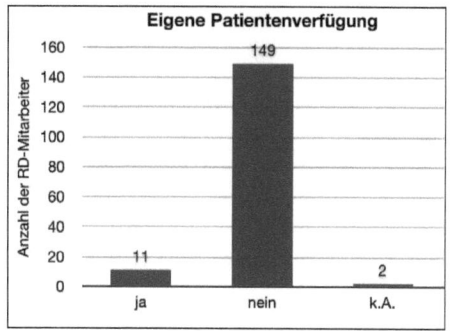

Abbildung 25: Patientenverfügung der Rettungsdienstmitarbeiter

72,8% (n=118) der Befragten gaben an, schon ein- oder mehrmals dienstlich in Kontakt mit einer Patientenverfügung gekommen zu sein. 27,2% (n=44) hatten bis zum Zeitpunkt der Untersuchung noch keinen Kontakt mit einem Patienten mit einer Patientenverfügung. Die Verteilung ist in Abbildung 26 dargestellt.

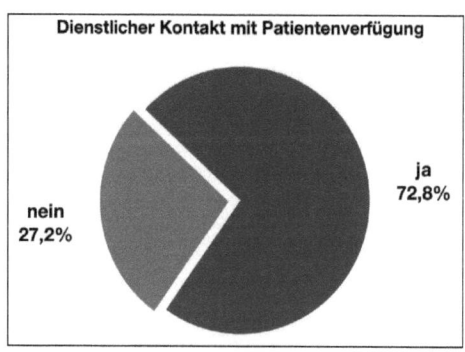

Abbildung 26: Kontakt mit Patientenverfügungen

Diejenigen, die bereits mit einer Patientenverfügung dienstlich zu tun hatten, machten dazu folgende Angaben: 43,2% (n=51) gaben an, dass der Inhalt der Patientenverfügung ihre Therapieentscheidung beeinflusst hat. 56,8% (n=67) verneinten dieses. Die Verteilung ist in Abbildung 27 dargestellt.

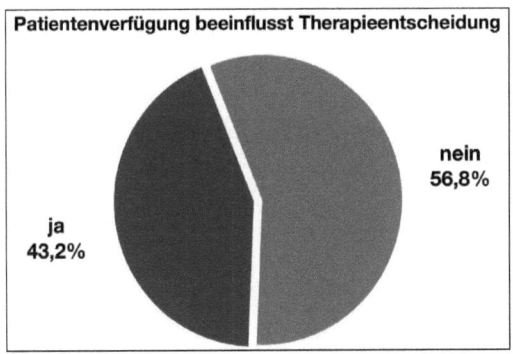

Abbildung 27: Beeinflussung der Thearpieentscheidung durch eine Patientenverfügung

Bei Betrachtung der zwei Gruppen (palliativmedizinische Vorkenntnisse / Erfahrungen vs. keine Vorerfahrungen) zeigte sich auch hier eine signifikante Korrelation (siehe Tabelle 4).

Rettungsdienstmitarbeiter mit Kontakt zu Patientenverfügungen n=118	mit pall.med. Vorwissen / Erfahrung n=63	ohne pall.med. Vorwissen / Erfahrung n=55	p-Wert	Gesamt
Beeinflussung der Therapieentscheidung	41 (65,0%)	10 (18,1%)	<0,05	51 (43,2%)
keine Beeinflussung der Therapieentscheidung	22 (34,9%)	45 (81,8%)	<0,05	67 (56,8%)

Tabelle 4: Beeinflussung der Therapieentscheidung von Rettungsdienstmitarbeitern durch Patientenverfügungen

Während sich 16,0% (n=26) der befragten Teilnehmer über die rechtliche Problematik einer Patientenverfügung „gut informiert" fühlten, gaben 21,6% (n=35) an, darüber überhaupt nicht informiert zu sein. 62,3% (n=101) der befragten Rettungsdienstmitarbeiter fühlte sich nur teilweise informiert und unsicher bezüglich der rechtlichen Inhalte zur Gültigkeit von Patientenverfügungen.

Auf die Frage nach der Verbindlichkeit einer der aktuellen Situation angepassten Patientenverfügung antworteten die Befragten wie folgt: 53,1% (n=86) waren der Meinung, dass solch eine Patientenverfügung für sie nicht verbindlich ist, 40,1% (n=65) sahen die Verbindlichkeit in einer schriftlichen Patientenverfügung, 6,8% (n=11) sahen die Verbindlichkeit abhängig davon, ob der schriftliche Wille des Patienten bestätigt wird, beispielsweise durch nahe Angehörige. Die Verteilung ist in Abbildung 28 dargestellt.

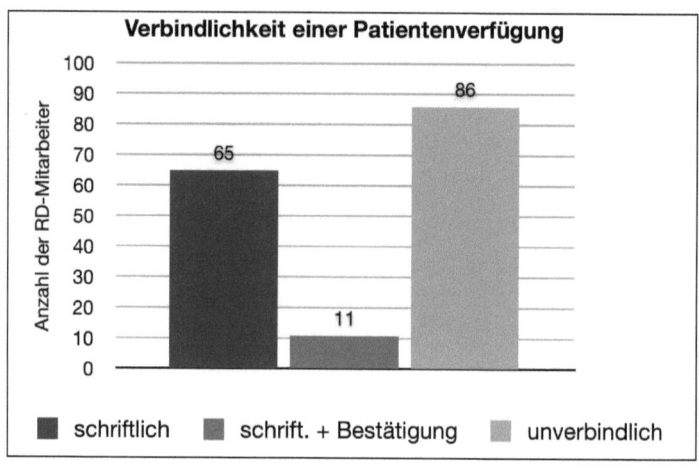

Abbildung 28: Verbindlichkeit einer Patientenverfügung gegenüber Rettungsdienstmitarbeiter

4 Diskussion

Grundsatz alles ärztlichen Handelns sollte der Respekt vor dem Willen des Menschen und den Grenzen des menschlichen Lebens sein (BUNDESÄRZTEKAMMER 2004a). Insbesondere bei Palliativpatienten im weit fortgeschrittenen Stadium ihrer Erkrankung sollte die Wiederherstellung bzw. der Erhalt der für den Patienten besten Lebensqualität, aber auch das Unterlassen von Interventionen in Einklang mit dem Patientenwillen, das oberste Gebot ärztlichen Handelns darstellen (KLASCHIK et al. 2000; SALOMON 2005; WIESE 2007a). Dieser Grundsatz sollte nicht nur für die innerklinische und allgemeine ambulante Betreuung von Palliativpatienten gelten, sondern auch entsprechend auf Notfallsituationen und die Akutversorgung in der präklinischen Medizin übertragen werden (BURGHOFER und LACKNER 2006; LINDNER et al. 2007).

In der folgenden Diskussion wird zwischen „Notarzt" (ärztlicher Mitarbeiter des Rettungsdienstes) und „Rettungsdienstmitarbeiter" (nichtärztlicher Mitarbeiter des Rettungsdienstes) unterschieden, „Rettungsdienst" bezeichnet das Gesamtsystem.

Dass der Rettungsdienst häufig in die Versorgung von Palliativpatienten eingebunden wird, konnte bereits in verschiedenen Studien gezeigt werden. Palliativmedizinisch motivierte Notarzteinsätze betragen etwa 3% der Gesamtheit aller Notarzteinsätzen (BARBERA et al. 2006; SOMMER et al. 2008; WIESE et al. 2007a). Hinsichtlich dieser Studien ist kritisch zu betrachten, dass in bisherigen Untersuchungen Palliativpatienten in Akutsituationen nur in Verbindung mit Tumorerkrankungen betrachtet worden sind.

Nach der WHO Definition beschränkt sich Palliativmedizin nicht auf Tumorerkrankungen im fortgeschrittenen Stadium: „Palliativmedizin ist die aktive, ganzheitliche Behandlung von Patienten, mit einer progredienten, weit fortgeschrittenen Erkrankung und einer begrenzten Lebenserwartung zu der Zeit, in der die Erkrankung nicht mehr auf kurative Behandlung anspricht und die Beherrschung der Schmerzen, anderer Krankheitsbeschwerden, psychologischer, sozialer und spiritueller Probleme höchste Priorität besitzt" (KLASCHIK et al. 2000, S.705; WHO 2009). Folgt man dieser Definition, wird ersichtlich, dass beispielsweise auch neurologische Erkrankungen oder Herzkreislauf-Erkrankungen einbezogen werden sollten. Spekulativ ist damit die Anzahl der durch Notfallmediziner betreuten Palliativpatienten noch deutlich höher anzusetzen als in oben angeführten Studien.

Auch in der hier vorliegenden Untersuchung wurde der Palliativpatient als Patient mit einer Tumorerkrankung im Endstadium eingegrenzt. Einerseits sollten dadurch Unklarheiten bezüglich der Definition von „Palliativpatient" umgangen werden und andererseits wurde damit eine klare Gruppe Patienten definiert, die bei der Beantwortung der Fragen einbezogen werden sollte. Dass Unklarheiten bestehen wurde unter anderem dadurch bestätigt, dass ungefähr die Hälfte der befragten Rettungsdienstmitarbeiter (45,1%) begrifflich und inhaltlich „Palliativmedizin" nicht definieren konnte. Dieses Problem konnte aus Sicht des Autors mit dem, palliativmedizinisch eigentlich nicht weit genug greifenden, Terminus: „Patienten mit Tumorerkrankungen im finalen Stadium" umgangen werden.

Ebenfalls nicht berücksichtigt wurde in bisherigen Studien die Tatsache, dass ein mehr oder weniger großer Anteil der Einsätze ohne Beteiligung eines Notarztes abläuft. So gaben alle in der vorliegenden Untersuchung befragten Rettungsdienstmitarbeiter an, mindestens einen palliativmedizinisch motivierten Notfalleinsatz ohne die Anwesenheit eines Notarztes bearbeitet zu haben. Betrachtet man den typischen Ablauf eines präklinischen Notfalls in der Praxis, könnte er beispielsweise so aussehen: Akutes Ereignis (z.B. Luftnot) – Betätigung des telefonischen Notrufes durch den Patienten/Angehörige – Abfrage von Symptomen durch die Rettungsleitstelle – Alarmierung des Rettungsdienstes durch die Rettungsleitstelle – Versorgung des Patienten vor Ort – Transport in ein nahegelegenes geeignetes Krankenhaus.
Die Entscheidung darüber, ob ein Notarzt primär mitalarmiert wird, oder ob zunächst ausschließlich ein Rettungsteam aus nichtärztlichen Rettungsdienst-mitarbeitern zum Notfallort geschickt wird, obliegt zunächst dem zuständigen Disponenten der Rettungsleitstelle. Im weiteren Verlauf kann der Notarzt durch das nichtärztliche Rettungsdienstpersonal vor Ort nachgefordert werden. Dieses

Beispiel verdeutlicht, dass nicht jeder Palliativpatient (primär) durch einen Notarzt betreut wird und es durchaus zu Situationen kommen kann, in denen die Betreuung alleine den nichtärztlichen Rettungsdienstmitarbeitern obliegt.

Über die tatsächliche Anzahl der durch den Rettungsdienst versorgten Palliativpatienten liegen keine gesicherten Zahlen vor – allerdings dürfte die Zahl weit über den genannten 3% der Gesamteinsätze liegen. Unter Berücksichtigung der demografischen Situation in Deutschland werden solche Einsatzindikationen in Zukunft eher häufiger als seltener auftreten (BEHMANN et al. 2009).

Um eine bestmögliche Versorgung des Palliativpatienten in Akutsituationen zu gewährleisten, müssen demnach alle an der notfallmedizinischen Versorgung beteiligten Personen und Institutionen (Notärzte und nichtärztliche Mitarbeiter), mit solchen Situationen vertraut sein und sowohl die medizinische als auch die entsprechende psychosoziale Kompetenz besitzen (SALOMON 2005). Neben der eigentlichen medizinischen Behandlung und der psychosozialen Versorgung stehen immer öfter auch rechtliche Fragen im Raum, beispielsweise ob einmal begonnene Lebenserhaltende Maßnahmen wieder beendet werden dürfen, oder inwiefern eine Patientenverfügung in der präklinischen Notfallmedizin eine Gültigkeit besitzt (WIESE et al. 2008b).

In der vorliegenden Untersuchung wurden Notärzte und Rettungsdienstmitarbeiter aus drei deutschen Städten (Göttingen, Braunschweig und Kaiserslautern) befragt. Während der Rücklauf der für die Notärzte bestimmten Fragebögen gleichmäßig verteilt war, kam bei der Befragung der Rettungsdienstmitarbeiter aus der Stadt Kaiserslautern nur ein Rücklauf von <10% zustande. Deshalb wurden diese Bögen aus der Untersuchung ausgeschlossen. Eine Begründung für diesen geringen Rücklauf konnte nicht bestimmt werden. Zu vermuten ist ein logistisches Problem bei der Verteilung und Rücknahme der Fragebögen im Bereich Kaiserslautern.

4.1 Demographische Daten

Die Daten der hier vorliegenden Untersuchung zeigen, dass sich die Geschlechterverteilung bei den Notärzten im Verhältnis von annähernd 60% (Männer) zu 40% (Frauen) darstellte. Das verwundert nicht, zwar wird der „Rettungsdienst" immer noch als eher männlicher Beruf gesehen, im Studium der Humanmedizin und insbesondere im Weiterbildungsbereich „Anästhesie" (86,5% der befragten Notärzte waren Anästhesisten bzw. in Weiterbildung zum Anästhesisten) gibt es eine seit Jahren steigende Frauenquote (HOHNER et al. 2003).

Die Altersverteilung der befragten Notärzte mit einem hohen Anteil junger Kolleginnen und Kollegen und somit auch medizinisch eher unerfahrenen Ärzten kann dadurch erklärt werden, dass die Erlaubnis als Notarzt tätig zu sein bundesweit nicht einheitlich geregelt ist. In Niedersachsen beispielsweise gilt, dass nach frühestens 24 Monaten klinischer Tätigkeit (für Nicht-Anästhesisten: davon mindestens 6 Monate auf einer Intensivstation) die Erlaubnis zur Teilnahme am Notarztdienst erteilt werden, hinzu kommt das vorangegangene Studium mit mindestens 12 Semestern (6 Jahre). Dementsprechend sind nur 10% der Notärzte zwischen 25 und 30 Jahren alt.

Auf der anderen Seite ist die Teilnahme am Notarztdienst mit erheblichen körperlichen und psychischen Belastungen verbunden (HERING und BEERLAGE 2004), so dass es auch nicht verwundert, dass nur etwa 8 Prozent der befragten Notärzte über 50 Jahre alt sind. Spekulativ ist anzunehmen, dass in vielen deutschen Kliniken ältere Kollegen nicht mehr in den Rettungsdienst eingebunden sind.

Bei den Rettungsdienstmitarbeitern ist eine deutliche Mehrheit der Befragten männlichen Geschlechts (92,6%). Erst in den letzten Jahren wurde, auch durch die Schaffung des Berufsbildes des Rettungsassistenten als Ausbildungsberuf, der (hauptamtliche) Rettungsdienst für Frauen geöffnet und attraktiv. Genaue Zahlen dazu liegen zur Zeit nicht vor. In einer vom Rettungsdienst Mittelhessen durchgeführten Untersuchung wurde gezeigt, dass die Arbeit von Frauen im Rettungsdienst von (männlichen) Kollegen und Patienten als sehr gut bewertet wird (RAAB 2009). Die Frage, ob es einen signifikanten Zusammenhang zwischen Ergebnissen der vorliegenden Studie und der Geschlechterzugehörigkeit gibt, wurde an dieser Stelle nicht untersucht.

Betrachtet man die Altersverteilung fällt auf, dass, unter anderem bedingt durch die kürzere Ausbildungszeit im Vergleich zu den Notärzten, ein großer Teil der Rettungsdienstmitarbeiter deutlich jünger ist. Die große Mehrheit der befragten Rettungsdienstmitarbeiter (62,4%) hatte zum Zeitpunkt der Untersuchung die Ausbildung zum Rettungsassistenten bereits beendet. Diese Ausbildung umfasst neben einer breiten notfallmedizinischen theoretischen Ausbildung auch einen hohen Anteil an praktisch abzuleistenden Stunden, sowie die Pflicht von jährlich nachzuweisenden Teilnahmen an Fortbildungsveranstaltungen (LIPPERT 1999).

4.2 Medizinische Notfallversorgung des Palliativpatienten

In der vorliegenden Untersuchung hatten fast alle befragten Notärzte (89,4%) im Rahmen ihrer Notarzttätigkeit mindestens einmal einen palliativmedizinisch motivierten Notfalleinsatz zu bearbeiten, lediglich 31,7% der Notärzte verfügte über palliativmedizinische Vorkenntnisse, 8,7% besaßen die entsprechend Zusatzbezeichnung Palliativmedizin entsprechend der Richtlinien der Bundesärztekammer (BUNDESÄRZTEKAMMER 2007a).
Ein ähnliches Bild ließ sich bei den Rettungsdienstmitarbeitern beobachten: 91,4% der Befragten waren an der Versorgung von palliativmedizinischen Patienten in Notfallsituationen beteiligt, aber nur bei 8% der Befragten waren solche Situationen Inhalt ihrer Ausbildung. Immerhin 38,9% der Rettungsdienstmitarbeiter gaben an, palliativmedizinische Kenntnisse durch Fortbildungen, Vorträge oder Literatur erworben zu haben.
Anhand dieser Zahlen wird deutlich, dass die meisten im Bereich der Notfallmedizin Tätigen zwar mit palliativmedizinisch motivierten Einsätzen konfrontiert werden, aber nur ein geringer Teil der Notärzte und Rettungsdienstmitarbeiter über Vorkenntnisse entsprechend den Empfehlungen der Bundesärztekammer in diesem Bereich der Medizin verfügt. Diese Tatsache konnte auch hinsichtlich der subjektiven Beurteilung der medizinischen und der

psychosozialen Versorgung von Palliativpatienten durch die befragten Notärzte und Rettungsdienstmitarbeiter verifiziert werden: 35,5% der Notärzte und 38,5% der Rettungsdienstmitarbeiter waren bezüglich der medizinischen Versorgung unsicher, 49,5% bzw. 49,3% sahen für sich selbst Schwierigkeiten in der psychosozialen Versorgung von Palliativpatienten.

Interessanterweise bestand in der Untersuchung kein signifikanter Zusammenhang zwischen diesen Unsicherheiten und einer geringen Berufserfahrung des Notarztes, wohingegen bei Rettungsdienstmitarbeitern eine positive Korrelation zwischen Berufserfahrung und der Sicherheit bei der Versorgung von Palliativpatienten zu beobachten war.

Betrachtet man dies im Gesamtbild, kann geschlussfolgert werden, dass in Deutschland relativ häufig Unsicherheiten der notfallmedizinischen Mitarbeiter bei der Betreuung und Versorgung von Patienten am Lebensende bestehen – besonders in der psychosozialen Versorgung. Bei den Notärzten mit palliativmedizinischer Vorerfahrung (hier: Zusatzqualifikation „Palliativmedizin") bezeichneten sich 90% sowohl in der medizinischen als auch in der psychosozialen Versorgung dieser Patienten als sicher. Auch bei den Rettungsdienstmitarbeitern zeigte sich dieser Zusammenhang signifikant: Sowohl in der medizinischen als auch in der psychosozialen Versorgung zeigten sich Rettungsdienstmitarbeiter mit palliativmedizinischen Inhalten in Aus- und Fortbildungen sicherer. Dies unterstützt die Forderung nach „palliativmedizinischer Kompetenz im Rettungsdienst" (SALOMON 2005).

Geht man nur von der oben angeführten Zahl von 3% der Gesamtzahl aller Notarzteinsätze aus, so handelt es sich bei 100.000 Einsätzen schon um 3000 Patienten und damit Menschen in einer besonders schwierigen und schutzbedürftigen Situation, die aufgrund bestehender Aus- und Weiterbildungsdefizite bezüglich der Versorgung und Betreuung von Patienten am Lebensende durch Mitarbeiter des deutschen Notfallwesens unzureichend versorgt werden könnten.

Die vorliegenden Ergebnisse decken sich mit anderen Untersuchungen, in denen gezeigt werden konnte, dass sich die Fähigkeit von Ärzten, physische Symptome im palliativmedizinischem Kontext zu behandeln, deutlich verbessert hat, während Fähigkeiten und Kenntnisse hinsichtlich der psychosozialen Probleme weiterhin unzureichend sind (CHOCHINOV 2006). Ebenfalls wurde deutlich, dass auch Notärzte, die an palliativmedizinischen Fortbildungen teilgenommen haben, in der hier zu Grunde liegenden Befragung bestehende Defizite im Bereich der psychosozialen Notfallversorgung angegeben haben.

Dies ist vielleicht damit zu erklären, dass oftmals symptomorientierte medizinische Probleme in Fortbildungen zur Diskussion stehen, während in der Weiterbildung zum Erwerb der Zusatzbezeichnung „Palliativmedizin" gemäß dem Kursbuch Palliativmedizin der Bundesärztekammer und der Deutschen Gesellschaft für Palliativmedizin (BUNDESÄRZTEKAMMER 2004c) vorrangig psychosoziale und spirituelle Inhalte zur Weiterbildung vorgesehen sind.

Ein befragter Notarzt mit der Zusatzbezeichnung „Palliativmedizin" sah für sich ebenfalls Defizite in der psychosozialen Betreuung von präklinischen Palliativpatienten. Dies könnte mit dem Verlust von Kenntnissen und Fertigkeiten durch Nichtanwendung dieses Wissens zu erklären sein. Hierdurch wird verdeutlicht, dass auch das gezielte Thematisieren psychosozialer Fragen und das Schulen von Kompetenzen im Rahmen der regulären notärztlichen Fortbildungen geboten ist, aber auch in weiteren Fortbildungsangeboten bestehen muss.

Vorstellbar ist, dass Schwierigkeiten in der Verknüpfung von palliativmedizinischen Strategien und der präklinischen Notfallsituation bestehen. Schließlich ist es ein gravierender Unterschied, ob ein Patient im Zuge eines stationären Aufenthaltes von einem Arzt visitiert und therapiert wird, oder ob eine, oftmals unübersichtliche, präklinische Notfallsituation besteht. Ein Klinikarzt beschäftigt sich durch seine tägliche Arbeit nahezu automatisch mit dem Prozess der terminalen Erkrankung und des Versterbens. Es scheint aber so zu sein, dass diese Erfahrungen nicht vollständig auf die präklinische Notfallmedizin übertragbar sind. Während innerklinisch beispielsweise der Verzicht auf Reanimationsmaßnahmen oder intensivmedizinische Therapie bei terminal Kranken regelhaft ist, führt eine ebensolcher Verzicht in der präklinischen Notfallsituation immer wieder zu reichlich Diskussion (SALOMON 2000; WIESE et al. 2008b).

Zusätzlich ist es bedenkenswert, dass gerade für nichtärztliche Rettungsdienstmitarbeiter kaum Möglichkeiten bestehen, Erfahrungen im Umgang mit terminal Kranken und Sterbenden im innerklinischen Umfeld zu sammeln. Das Sterben wird somit immer als eine Notfallsituation wahrgenommen.

In der vorliegenden Untersuchung wurde von 23 Notärzten (24,7%) ein professionell ambulanter Palliativdienst während der Betreuung der Akutsituation in die präklinische Versorgung einbezogen – interessanterweise ausschließlich im Bereich Göttingen. Dieses könnte mit der zum Zeitpunkt der Untersuchung engen personellen und organisatorischen Verzahnung zwischen der anästhesiologischen Klinik der Universität Göttingen, der dortigen Palliativstation und dem PCT zu erklären sein. In diesem Bereich wurde die telefonische Erreichbarkeit des PCT mittlerweile in die Leitstellenstruktur implementiert, so dass jeder Rettungsdienstmitarbeiter die ambulanten palliativmedizinischen Strukturen bei entsprechendem Bedarf erreichen kann.

Natürlich ist das Wissen um seine Existenz eine Grundvoraussetzung für die Einbeziehung eines solchen Dienstes. Nur 21% der befragten Rettungsdienstmitarbeiter ist die Existenz ambulanter palliativ-medizinischer Dienste in ihrem Rettungsdienstbereich bekannt, obwohl sowohl in der Stadt Göttingen als auch in Braunschweig palliativmedizinische Angebote in Form von stationärer und ambulanter Versorgung bestehen. Neben dem weiteren Aufbau und Ausbau stationärer und ambulanter palliativmedizinischer Strukturen sollte daran gedacht werden, dass diese Strukturen nur dann gut mit dem Rettungsdienst zusammenarbeiten können, wenn sie dem Rettungsdienst ersichtlich, verfügbar und bekannt sind. Das oben genannte Göttinger Modell ist hierbei sicher ein Beispiel, das auch in weiteren Rettungsdienstbereichen implementiert werden sollte. In früheren Untersuchungen konnte schon gezeigt werden, dass ein PCT nicht nur zur Vermeidung von Notarzteinsätzen und Klinikeinweisungen führt, sondern dass solch ein rund um die Uhr verfügbarer Dienst auch eine Unterstützung des Notarztes bei der bestmöglichen Versorgung von notfallmäßig betreuten ambulanten Palliativpatienten darstellt und von Notärzten gewünscht und in Anspruch genommen wird (DE CONNO et al. 1996; SCHINDLER und EWALD 2005; WIESE et al. 2007b).

Diese Bereitschaft zur Zusammenarbeit mit palliativmedizinischen Strukturen konnte ebenfalls durch die vorliegende Untersuchung bestätigt werden: Von den 23 Notärzten, die mindestens einmal ein PCT in die notfallmedizinische Patientenversorgung integriert haben, haben immerhin 20 (19,2% aller Notärzte) angegeben, dass sie aufgrund solcher spezialisierter ambulanter palliativmedizinischer Angebote mindestens einen Patienten im häuslichen Umfeld belassen konnten.

Es wird deutlich, wie wichtig die verstärkte Integration professioneller ambulanter Palliativdienste in die Versorgung von Patienten in der finalen Phase einer progredienten lebensbedrohenden Erkrankung ist. Zwar besteht seit 2007 ein bundesweites und gesetzlich geregeltes Anrecht (§ 37b, SGB V) auf spezialisierte ambulante Palliativversorgung (SAPV), leider sind die Umsetzung und die Schaffung entsprechender Strukturen auch zwei Jahre nach der Verkündung des Gesetzes noch bundesweit unzureichend. Erste Verträge zur SAPV wurden bereits abgeschlossen, aber die Frage der flächendeckenden Versorgung und auch der Finanzierung sind noch lange nicht geklärt (KLINKHAMMER und RIESER 2009).

Es kann also davon ausgegangen werden, dass bis zur Etablierung eines effektiven 24 Stunden täglich verfügbaren und bundesweit flächendeckenden Systems zur ambulanten Versorgung von Palliativpatienten noch einige Jahre vergehen werden.

Natürlich kann es zu Symptomexazerbationen oder anderen akuten Situationen kommen, die auch bei bestmöglicher ambulanter Versorgung und Einbindung von PCT nicht im häuslichen Umfeld ausreichend zu behandeln sind. Dass palliativmedizinische Netzwerkstrukturen nicht immer ausreichend wirksam sind, um in Akutsituationen die Alarmierung des Notarztes zu vermeiden, konnte bereits von anderen Autoren gezeigt werden (TIERMAN et al. 2002).

Damit wird deutlich, dass der Rettungsdienst auch in Zukunft in akuten, im häuslichen Umfeld nicht beherrschbaren Situationen weiterhin alarmiert und in die Versorgung von ambulanten Palliativpatienten einbezogen werden wird. Ob die

Zahl der palliativmedizinisch orientierten Rettungsdiensteinsätze eher zunimmt, was aus der demographischen Entwicklung der nächsten Jahre heraus zu erwarten wäre, oder ob die Zahl dieser Einsätze durch verbesserte Versorgungsstrukturen von Palliativpatienten rückläufig sein wird, bleibt abzuwarten und könnte eine Fragestellung weiterer prospektiver Untersuchungen sein.

Ein Teil der Patienten, die durch den Rettungsdienst in eine Klinik eingewiesen werden, könnten durch den Notarzt und unter Einbindung eines PCT in der häuslichen Umgebung weiter behandelt werden. Wiese et al. konnten zeigen, dass Patienten von palliativmedizinisch unerfahrenen Notärzten signifikant häufiger stationär eingewiesen wurden, als von palliativmedizinisch erfahrenen Ärzten, ebenso wurden Reanimationen durch erfahrene Notärzte seltener begonnen, bzw. nach Eruierung der Vorerkrankung und Prognose beendet (WIESE et al. 2007a). Dies zeigt, dass die Qualität der Versorgung im Sinne einer suffizienten, den Wünschen des Patienten entsprechender Therapie, erwartungsgemäß von der Qualifikation des Notarztes, bzw. der Rettungsdienstmitarbeiter abhängig ist. Es sollte gefordert werden einige grundlegende palliativmedizinische Inhalte entsprechend der Weiterbildungsordnung „Zusatzbezeichnung Palliativmedizin" (BUNDESÄRZTEKAMMER 2004b) in die notfallmedizinische Weiterbildung zu integrieren. Zu nennen wären hier neben psychosozialen und juristischen Fragestellungen (Patientenverfügung) z.B. die Therapie des Tumorschmerzes, das Vorgehen bei akuten Tumorblutungen und einigen anderen speziellen Therapien in akuten Situationen.

Die Bedeutung palliativmedizinischer Kenntnisse und Versorgungsstrategien wurde auch von den hier befragten Notärzten als wichtig erachtet: Nahezu 80% der befragten Notärzte (79,8%) gaben an, Fortbildungsinteresse an palliativmedizinischen Themen und Fragestellungen zu haben.

Auch die befragten Rettungsdienstmitarbeiter scheinen die Relevanz dieses Themenkomplexes erkannt zu haben. So fanden 91,4%, dass palliativmedizinische Inhalte in die Ausbildung zum Rettungssanitäter / Rettungsassistenten aufgenommen werden sollten, was in Anbetracht der vorhandenen

Einsatzzahlen (ca. 3% der Gesamteinsätze) zu fordern wäre. Im Hinblick auf die oben dargestellten Ergebnisse erscheint es sinnvoll vor allem psychosoziale Gesichtspunkte in der Notfallversorgung von Palliativpatienten in den Mittelpunkt von Fort- und Ausbildungen zu rücken.

Gerade für Rettungsdienstmitarbeiter könnte es darüber hinaus interessant sein, neben den vorgeschriebenen Krankenhauspraktika im Bereich Anästhesie, Intensivstation und Notfallambulanz einige Zeit in einer palliativmedizinischen Einrichtung zu verbringen, um den Prozess der terminalen Erkrankung und den Prozess des Sterbens aus einer anderen Perspektive, außerhalb von Notfall- und High-Tech-Medizin zu erleben. In der Befragung konnten sich 8% der befragten Rettungsdienstmitarbeiter solch ein Praktikum durchaus vorstellen.

Es stellt sich aber auch die Frage, inwieweit durch Rettungsassistenten und andere nichtärztliche Rettungsdienstmitarbeiter palliativmedizinische Therapieziele überhaupt erreicht werden können: Betrachtet man das Einsatzspektrum palliativmedizinisch motivierter Notfalleinsätze, so stehen neben psychosozialen Belastungssituationen häufig Symptome, ausgelöst durch den Primärtumor oder dessen Metastasen, im Mittelpunkt des Geschehens. Akute Dyspnoe, tracheales Rasseln Schmerzereignisse, Krampfanfälle sowie stärkste Übelkeit und Erbrechen sind häufig auftretende Beispiele (WIESE et al. 2007a). Die suffiziente Therapie dieser Symptome geht deutlich über die therapeutischen Möglichkeiten der Rettungsdienstmitarbeiter hinaus. Weder wird im Rahmen der Ausbildung entsprechendes Wissen vermittelt, noch ist es Rettungsdienst-mitarbeitern gesetzlich gestattet, beispielsweise Opiate als starke Anagetika oder zur Linderung von Dyspnoe zu verabreichen.

Zusammenfassend darf man also postulieren, dass jeder palliativmedizinisch orientierte Notfall eine absolute Notarztindikation darstellen sollte - wenn Therapieziele jenseits von Kreislaufstabilisierung und schnellstmöglichster Klinikeinweisung und ein Verbleiben in häuslicher Umgebung erreicht werden sollen.

4.3 Der autonome Patient

Besonders bei Patienten am Lebensende, in einer Situation in dem keine kurative Therapie der Grunderkrankung mehr möglich ist, sollten die Therapieziele einer Behandlung den Wünschen und Zielen der Patienten und ihrer Angehörigen entsprechen. Gerade klassisch notfallmedizinische Behandlungsziele decken sich oft nicht mit den tatsächlichen Wünschen des Patienten, so kann eine fehlende Umsetzung der Patientenwünsche zu einer für den Patienten nicht akzeptablen Situationen führen.

Ist es durch Willensäußerungen des Patienten (z.B. durch ein Patientenverfügung) oder durch den sogenannten „Mutmaßlichen Willen" ersichtlich, dass dieser lebensverlängernde Maßnahmen oder auch eine Krankenhauseinweisung ablehnt, sollte beispielsweise von einer Intubation und Beatmung des Patienten oder gar einer Reanimation abgesehen werden – entsteht doch sonst wahrscheinlich das Szenario welcher der Patient vermeiden wollte:

Der Patient sollte somit nicht entgegen seinem Willen in der letzten Lebensphase auf eine Intensivstation eingewiesen werden, um dort nach mehr oder weniger langem Aufenthalt und Therapiedauer, angeschlossen an „Schläuche und Kabel", zu versterben. Damit bestünde eine Situation, die mit dem von Patienten häufig gewünschten „Sterben in Würde" nicht in Einklang zu bringen ist.

Der Begriff „Sterben in Würde" ist ein heterogenes Konstrukt (ENES 2003), es beinhaltet viele einzelne Faktoren und Kategorien, die mit diesem Begriff assoziiert werden können und müssen. Zu nennen sind beispielsweise Abhängigkeit, Akzeptanz des eigenen Willens, Lebensqualität, limitierte medizinische Intervention, Selbstbestimmung des Patienten (HACK et al. 2004; KARLSSON et al. 2006). Diese Faktoren sollten durch den Rettungsdienst bei der Notfallbehandlung von Patienten mit einer progredienten lebensbedrohenden Erkrankung beachtet werden und die entsprechenden Konsequenzen hinsichtlich medizinischer Interventionen und psychosozialer Betreuung gezogen werden.

Es stellt sich allerdings die Frage, inwiefern es sich ein Notarzt im Rahmen des Einsatzes und seiner Garantenpflicht überhaupt leisten kann, in einer durch Stress und Zeitdruck geprägten präklinischen Notfallsituation Patienten- und Angehörigenwünsche angemessen zu erfassen, zu beurteilen und vor allem dann in der Folge diesen entsprechend zu handeln.

Die von uns befragten Notärzte bewerteten sich selbst (im Schulnotensystem von 1-5) in Bezug auf die Übereinstimmung ihrer Therapie mit den Patientenwünschen und den Wünschen der Angehörigen mit einer 2,6 bei einer Standardabweichung von 0,9. Natürlich stellt dies keine objektive Überprüfung der tatsächlichen Übereinstimmung dar, aber es lässt sich schlussfolgern, dass ein Großteil der Notärzte sich, in Schulnoten gesprochen, im Guten bis befriedigenden Bereich sieht. Es wäre in einer weiteren Untersuchung zu klären, wie sich dies aus Sicht der betroffenen Patienten und Angehörigen darstellt, ob die Einschätzung der Notärzte mit dem „Erlebten" der Patienten und Angehörigen übereinstimmt oder ob es zu signifikanten Abweichungen hinsichtlich der Beurteilung kommt.

Im Mittelpunkt der Wünsche der Patienten und deren Angehörigen steht oftmals der Wunsch, nicht in einer Klinik oder anderen Einrichtung, sondern in gewohnten häuslichen Umfeld versterben zu dürfen (HUSEBØ und KLASCHIK 2006). Allerdings zeigte eine Untersuchung von Schindler und Ewald aus dem Jahre 2005, dass selbst bei optimaler ambulanter palliativmedizinischer Versorgung ca. 25% aller Tumorpatienten im finalen Stadium in eine Klinik eingewiesen werden müssen. Grund dafür sind neben medizinischen Indikationen wie z.B. Dyspnoe, Blutung, Ileus, pathologische Frakturen genauso häufig psychosoziale Krisensituationen, etwa die Überlastung der pflegenden Angehörigen oder der Wunsch des Patienten nach der „Sicherheit" eines Krankenhauses (SCHINDLER und EWALD 2005).

Der Sterbeprozess in der häuslichen Umgebung stellt eine hohe Anforderung an die Unterstützung und Versorgung des Patienten durch seine Angehörigen dar. Selbst geringe Verschlechterung des physischen Zustandes der terminal Erkrankten können zu einer Dekompensation der psychosozialen Balance des Erkrankten und der Angehörigen führen (DE CONNO et al. 1996).

Dann besteht eine akute, für die Betroffenen nicht mehr zu beherrschende häusliche Versorgungssituation, die oftmals mit einer Alarmierung des Rettungsdienstes endet.

Die ärztliche Therapiefreiheit bleibt in solchen Notfallsituationen weitgehend unangetastet, allerdings erscheint es besonders für betroffene Patienten wünschenswert, wenn sich Notärzte bei palliativmedizinisch orientierten Einsätzen von Grundgedanken der Palliativmedizin und der medizinischen Ethik leiten lassen. Dass dies nicht immer der Fall ist, zeigte Lindner in einer Untersuchung zu Reanimationsmaßnahmen: Ethische Aspekte spielten in der jeweiligen Notfallsituation nicht für alle Befragten eine Rolle (LINDNER et al. 2007).

4.4 Die Patientenverfügung in der präklinischen Notfallmedizin

Jede ärztliche Therapie bedarf der Zustimmung des Patienten. Für die Situation, dass der Patient seinen Willen nicht mehr selbst erklären kann, beispielsweise auf Grund einer Bewusstlosigkeit, hat er die Möglichkeit vorzusorgen und eine Patientenverfügung zu verfassen. In Deutschland steigt die Zahl der Patientenverfügungen stetig an (DEUTSCHE HOSPIZSTIFTUNG).

Auch der Großteil (93,8%) der in dieser Untersuchung befragten Rettungsassistenten gaben an, eine Patientenverfügung für sich persönlich als sinnvoll zu erachten. Zum Zeitpunkt der Untersuchung besaßen dabei aber lediglich 6,8% eine Patientenverfügung. Für diese Diskrepanz gibt es sicherlich vielschichtige Gründe: Neben dem menschlichen Reflex, das eigene Sterben und die damit verbunden Umstände möglichst zu verdrängen, war unter anderem zum Zeitpunkt der Untersuchung die Frage, ob und inwieweit die Patientenverfügung überhaupt für Ärzte und andere Beteiligte juristisch verbindlich ist, noch nicht endgültig geklärt, bzw. gesetzlich festgeschrieben.

Trotzdem werden in zunehmendem Maße auch und besonders von Patienten in palliativer Erkrankungssituation Patientenverfügungen genutzt, um gewünschte medizinische Maßnahmen und Therapiegrenzen zu formulieren, die dem eigenen Willen entsprechen (RIEDEL 2005).

Daher sollte neben den medizinischen Aspekten der Versorgung immer auch der juristische Aspekt der Willensäußerung des Patienten untersucht werden, um die in der Realität auftretende Situation des „Palliativpatienten in der präklinischen Notfallmedizin" möglichst komplett zu erfassen.

Von den befragten Notärzten wurden 89,4% mindestens einmal während ihrer notfallmedizinischen Tätigkeit mit einer Patientenverfügung und dem zumeist damit verbundenen Wunsch nach Therapiebegrenzung konfrontiert. Auch von den Rettungsdienstmitarbeitern hatten 72,8% bereits dienstlich mit Patientenverfügungen zu tun. Diese Zahlen zeigen im Vergleich zu einer Untersuchung aus dem Jahre 2001 einen deutlichen Anstieg: Bei einer Befragung von Notärzten in

Norddeutschland von Gerth aus dem Jahre 2001 gab nur etwa ein Drittel der Notärzte an, bereits im Notarztdienst mit Patientenverfügungen konfrontiert worden zu sein (GERTH et al. 2005). Dies kann einerseits natürlich an der zunehmenden Zahl der vorhanden Patientenverfügungen liegen, andererseits ist aber auch denkbar, dass durch die verstärkte gesellschaftliche und politische Diskussion die Notärzte sensibilisiert werden und beispielsweise bei Angehörigen gezielter nachfragen, ob eine Verfügung vorhanden ist. Natürlich spiegelt sich diese Diskussion auch in diversen wissenschaftlichen Arbeiten und Empfehlungen der verschiedenen Fachgesellschaften und der Bundesärztekammer wider.

Trotz dieser intensiv und auf allen Ebenen geführten Debatte (NATIONALER ETHIKRAT 2005) ist die Rechtslage im Umgang mit Patientenverfügungen in Notfallsituationen weiterhin unklar. Dies wird bestätigt durch die Zahl von 85,8% der von uns befragten Notärzte, die sich nur unzureichend oder gar nicht über die rechtliche Situation in Bezug auf den Umgang mit Patientenverfügungen informiert fühlen. Ähnlich sind die Zahlen bei den nichtärztlichen Rettungsdienstmitarbeitern. Wie oben bereits erwähnt ist denkbar, dass unter anderem diese Unsicherheit in Bezug auf die Gültigkeit einer Patientenverfügung dazu führt, dass zum Zeitpunkt der Untersuchung nur 16,4% der befragten Notärzte und 6,8% der Rettungsdienstmitarbeiter für sich selbst eine Patientenverfügung erstellt hatten. Unsere Untersuchung zeigt, dass alle Notärzte, die eine eigene Patientenverfügung zum Untersuchungszeitpunkt besaßen, sich besser über die rechtliche Situation in Bezug auf Patientenverfügungen informiert fühlten, als Notärzte, die keine eigene Patientenverfügung hatten.

Die Frage, ob der Inhalt der Patientenverfügung die Handlungen und Therapien des Notarztes und der Rettungsdienstmitarbeiter beeinflusst, muss von mehreren Seiten betrachtet werden. Es zeichnete sich in der vorliegenden Untersuchung ab, dass es einen Zusammenhang zwischen der palliativmedizinischen Ausbildung/Fortbildung der befragten Notärzte und einer Beeinflussung von Therapieentscheidungen in Abhängigkeit von Patientenverfügungen gibt.

Notärzte mit palliativmedizinischen Kenntnissen machten ihre Therapieentscheidungen eher in Abhängigkeit von einer vorliegenden Patientenverfügung als Notärzte ohne palliativmedizinische Kenntnisse und Erfahrungen. Vermutlich ist dies damit zu begründen, dass Palliativmedizin per se den Sterbeprozess als Teil des Lebens begreift und gerade in diesem Abschnitt des menschlichen Seins die Würde des Menschen und damit auch das Recht auf Selbstbestimmung hervorhebt (KLASCHIK et al. 2000).

Weiterhin galt es zu beantworten, ob eine vorliegende Patientenverfügung überhaupt als gültig und damit verbindlich gewertet wird. Hier zeigte sich, dass nur 13,5% der befragten Notärzte für sich keinerlei Verbindlichkeiten bei Therapieentscheidungen sahen, aber von über der Hälfte der Notärzte (53,8%) die Verbindlichkeit der Patientenverfügung mit der schriftlichen Form, also nicht z.B. durch Willensbekundungen durch nahe Angehörige usw. einhergeht.

Dieses ist auf den ersten Blick verständlich, gibt doch die schriftliche Form dem Notarzt juristische Sicherheit und ist aktuell durch das Patientenverfügungsgesetz zum 01. September 2009 rechtsverbindlich geworden.

Allerdings stellt sich die Frage, inwieweit in der präklinischen Notfallsituation die schriftliche Patientenverfügung durch den Rettungsdienst überhaupt bewertet werden kann. Ist die Patientenverfügung überhaupt dem Patienten zuzuordnen? Wird die aktuelle medizinische Situation erfasst und war der Verfasser bei Erstellung dieser Patientenverfügung noch in der Lage für sich selbst Entscheidungen zu treffen? Ist die Patientenverfügung noch aktuell oder liegt ihr Erstellungsdatum vielleicht schon mehrere Jahre zurück?

In diesem Zusammenhang sind weitere Untersuchungen notwendig, um auch für diejenigen Sicherheit zu schaffen, die in einer Notfallsituation mit einer Patientenverfügung konfrontiert werden. Eine allgemeine Gesetzgebung, wie die ab dem 01.09.2009 in Kraft tretende, kann sicherlich nicht die Unsicherheiten im Umgang mit Patientenverfügungen in der präklinischen Notfallsituation allgemeingültig lösen.

In der vorliegenden Untersuchung wurde deutlich, dass die Beurteilung, ob eine Patientenverfügung Gültigkeit besitzt und auf die jetzt eingetretene Situation anzuwenden ist, alles andere als leicht fällt – insbesondere unter den oftmals widrigen Bedingungen der präklinischen Notfallmedizin. Die Frage, ob die Anerkennung, bzw. die Umsetzung einer Patientenverfügung dem Notarzt vorbehalten ist, oder ob eine Patientenverfügung auch durch Rettungsdienstmitarbeiter berücksichtigt werden muss, ist zumindest juristisch durch das neue Patientenverfügungsgesetz geregelt: Die Patientenverfügung ist der niedergelegte und unbedingt zu berücksichtigende Wille des Patienten. Er ist normalerweise nicht auf einen bestimmten Personenkreis bezogen, sondern befasst sich beispielsweise mit der Limitierung von intensivmedizinischen Maßnahmen, wie einer Intubation und Beatmung. Dabei ist es für den Patienten vollkommen unerheblich, wer diese Maßnahmen durchführt bzw. sie beginnt.

Trotzdem wird in der Praxis von Rettungsdienstmitarbeitern, aber auch von ausbildenden Einrichtungen immer wieder postuliert, dass es ausschließlich Sache eines Arztes sei, sich mit einer vorhandenen Patientenverfügung zu beschäftigen und entsprechend zu handeln, insbesondere weil bisher der Abbruch von Reanimationsmaßnahmen und die damit verbundene Todesfeststellung die Anwesenheit eines Arztes erfordert. Dieses ist durch das Bestattungsgesetz (BestattG) des jeweiligen Bundeslandes festgeschrieben.

Die Option einer Therapiebegrenzung hat der Rettungsdienstmitarbeiter in Deutschland demnach nicht, allerdings können durch Rettungsdienstmitarbeiter bereits begonnen Maßnahmen durch den Notarzt beendet werden.

Das Ergebnis ist, dass in der vorliegenden Untersuchung 53,1% der befragten Rettungsdienstmitarbeiter keine Verbindlichkeit in einer der aktuellen Situation angepassten Patientenverfügung sehen. Interessanterweise ergab die Befragung, dass es zwischen der Anerkennung der Verbindlichkeit und der Umsetzung zu Schwierigkeiten zu kommen scheint: Nur 43,2% der befragten Rettungsdienstmitarbeiter gaben an, Therapieänderungen auf Grund von Patientenverfügungen vollzogen zu haben.

Bei diesem Ergebnis könnte es sich allerdings auch um einen Fehler aufgrund einer nicht exakten Fragestellung der Untersuchung handeln. So erscheint es denkbar, dass Therapien nicht verändert werden müssen, da sie sowieso den geäußerten Willen der Patientenverfügung entsprechen.

Die „Unverbindlichkeit" von Patientenverfügungen für Rettungsdienstmitarbeiter gilt im Übrigen ebenfalls für die sogenannten „Paramedic-Systeme" im anglo-amerikanischen Raum. Dieses sind Rettungsdienstsysteme ohne ärztliche

Beteiligung. Es gab zahlreiche Versuche die Einbeziehung des Patientenwillens in Reanimationssituationen bei Vorlage einer DNAR-Order („do not attempt resuscitation") auch für Paramedics zu ermöglichen (FITZGERALD et al. 1995; ISERSON 1991; MENGUAL et al. 2007).

Das im Juni 2009 im Bundestag beschlossene Gesetz zur Patientenverfügung, siehe BGB § 1901a, bestätigt die schon 2003 beim Bundesgerichtshof festgestellte generelle Verbindlichkeit einer Patientenverfügung, ohne dabei auf spezielle Belange der präklinischen Notfallmedizin einzugehen. Das Land Österreich hat im Jahre 2006 durch das Bundesgesetz Nr. 55 (Patientenverfügungs-Gesetz – Pat-VG) im § 12 festgelegt, dass: „Dieses Bundesgesetz lässt medizinische Notfallversorgung unberührt, sofern der mit der Suche nach einer Patientenverfügung verbundene Zeitaufwand das Leben oder die Gesundheit des Patienten ernstlich gefährdet." (NATIONALRAT 2006, §12).

Das österreichische Bundesgesetz besagt nun aber nicht, dass eine Patientenverfügung in der präklinischen Notfallmedizin unwirksam ist, sondern trägt einem großen Problem Rechnung: Viele Berichte aus der Praxis zeigen, dass Patientenverfügung oftmals zwar erstellt wurden, aber in Notfallsituationen nicht auffindbar sind. Es ist anzumerken, dass hier die österreichische Gesetzeslage auch keine immer gültige, praktikable Lösung vorgibt: Denn wie genau der Zeitaufwand definiert ist, der nicht überschritten werden sollte, ist situationsabhängig und bleibt dem Ausführenden selbst überlassen. Der Gesetzgeber hat an dieser Stelle statt einer für alle Situationen verbindlichen Lösung eher eine grobe Richtungsweisung vorgegeben.

Ein Lösungsansatz des Problems der Unauffindbarkeit von Patientenverfügungen stellen zentrale Register dar, bei denen Patienten ihre Patientenverfügungen hinterlegen können (BUNDESNOTARKAMMER 2009). Aber auch dieses ist in der präklinischen Akutsituation nur sehr bedingt praktikabel umzusetzen. Vollkommen ungeklärt bleibt das Problem, wie etwa Notärzte auf dieses Register zugreifen sollen und Informationen in Notfallsituationen adäquat übermittelt werden könnten.

Von Notärzten wird häufig als Argument angeführt, dass neben der schlechten Verfügbarkeit der Patientenverfügung am Notfallort diese oft zu lange und für die Notfallsituation zu ungenau formuliert sind. In der von Gerth et al. 2005 veröffentlichten Arbeit wurden Notärzte aus Norddeutschland befragt, welche Informationen sie sich auf einer Patientenverfügung erwarten. An erster Stelle wurde mit 88% die Einstellung des Patienten zu Reanimationsmaßnahmen genannt, dicht gefolgt von der Grunderkrankung (87%), bevollmächtigten Personen (84%), Einstellung zur Intensivtherapie (75%), Einstellung zur Krankenhausbehandlung allgemein (45%) (GERTH et al. 2005).

Unter anderem dies zeigt, dass es zur Entscheidungsfindung der Notärzte wichtig ist, schnell auf die wichtigsten Informationen zugreifen zu können, ohne sich durch langwierige Formulierungen lesen zu müssen.

Somit erscheint es gerade in der palliativen Erkrankungssituation von Bedeutung, dass eventuell vorhandene Patientenverfügungen dem Notarzt durch die betreuenden Angehörigen direkt vorgelegt werden, damit dieser davon Kenntnis hat und dadurch seine Therapieentscheidung an die Wünsche und den Willen des Patienten adaptieren kann.

In dieser Situation könnte hierzu eine verkürzte Form der Patientenverfügung nützlich sein, die eben genau diese Informationen prägnant zusammen fasst und leicht in der Nähe des Patienten aufzubewahren bzw. am Körper zu tragen ist. Mit dieser Intention wurde unter anderem der „Göttinger Palliativkrisenbogen"© vorgestellt (WIESE et al. 2008a). Dieser Bogen versteht sich nicht nur als Zusatz zu einer bestehenden Patientenverfügung, sondern als eine eigene verkürzte, speziell für den ambulanten Palliativpatienten gedachte schriftliche Darlegung des Patientenwillens. Dieser Bogen ist ein weiterer Schritt, um die immer wieder geforderte Patientenbeteiligung an medizinischen Entscheidungen auch für ambulante Palliativpatienten in Notfallsituationen zu gewährleisten – gleichzeitig fördert die Erstellung des Bogens intensive Diskussionen und Aufklärungsgespräche zwischen Ärzten, Patienten und Angehörigen (LOH et al. 2007; WIESE et al. 2007a).

Je genauer und expliziter Maßnahmen und Therapien von Patienten im Rahmen einer Patientenverfügung begrenzt werden (beispielsweise Unterscheidung zwischen mechanischer und medikamentöser Reanimation), desto eher wird es gelingen die zunächst vom Bundesgerichtshof für Deutschland bestätigte Verbindlichkeit von Patientenverfügungen (BUNDESGERICHTSHOF 2003) und ab dem 01.09.2009 das Patientenverfügungsgesetz auch in Notfallsituationen umzusetzen und Entscheidungen im Sinne des Patienten zu treffen.

Die hier vorgelegte Untersuchung konnte verdeutlichen, dass die Bestätigung der Verbindlichkeit von Patientenverfügungen durch das höchste deutsche Gericht in Zivilsachen in der Praxis, im Vergleich zu früheren Studien (GERTH et al. 2005), nicht zu einer Beseitigung der Unsicherheit im Ungang mit den Patientenverfügungen in Notfallsituationen geführt hat. Inwieweit hier das neue Patientenverfügungsgesetz Besserung schaffen kann, bleibt derzeit noch abzuwarten und könnte Bestandteil weiterer Untersuchungen sein.

Eine ähnliche Situation, wenn auch unter ganz anderen Rahmenbedingungen (keine Notärzte im Rettungsdienst, anderes Rechts- und Gesundheitssystem), ist für die USA beschrieben worden (MARCO 2005). In immerhin 38 amerikanischen Bundesstaaten besteht eine entsprechende Gesetzgebung, die eine Willenserklärung des Patienten (auch im Sinne einer Patientenverfügung) für verbindlich erklärt. Konnte in den 90er Jahren noch eine starke Variation bei der Befolgung eben solcher Dokumente durch medizinisches Fachpersonal ermittelt werden (SECKLER et al. 1991), hat sich diese Praxis deutlich gewandelt, so dass in neueren Untersuchungen in der deutlichen Mehrheit von 78-89% der Fälle individuelle Festlegungen einer Patientenverfügung durch medizinisches Personal anerkannt und umgesetzt wird (MARCO et al. 1997; MARCO und SCHEARS 2003).

Die Frage, ob ein verkürzter Bogen, wie beispielsweise der „Göttinger-Palliativkrisenbogen" und der damit eindeutig und in schriftlicher Form vorliegende Patientenwille dann auch für Rettungsdienstmitarbeiter verbindlich ist, war zum Untersuchungszeitpunkt noch nicht abschließend diskutiert, wird aber durch das neue Patientenverfügungsgesetz juristisch eindeutig geklärt – im Sinne der Verbindlichkeit des schriftlich niedergelegten Willens des Patienten.

Aber auch ohne eine juristische Verbindlichkeit wurde der Patientenwille durch Rettungsdienstmitarbeiter beispielsweise in Kanada zumindest teilweise respektiert: Aus Kanada kommt eine Untersuchung, in der in 9,4% der

Reanimationssituationen terminale Erkrankungen vorlagen. Von diesen Patienten lehnten 62,5% lebenserhaltende Maßnahmen mittels einer DNAR-Order ab. Entgegen ihrer beruflichen Vorgaben begannen die Paramedics bei 26,2% der Patienten vor Ort nicht mehr mit Reanimationsmaßnahmen und respektierten damit den schriftlich dokumentierten Willen des Patienten (GURU et al. 1999)

Man kann vermuten, dass neben der jetzt erfolgten juristischen Klarstellung, gezielte Fortbildungen und die flächendeckende Einführung beispielsweise des „Göttinger-Palliativkrisenbogens"© Abhilfe schaffen könnten und durch die Beseitigung der Unsicherheit eine bessere Versorgung unter Beachtung des Patientenwillens durch Notärzte und Rettungsdienstmitarbeiter in Deutschland möglich ist.

Der Trend, Patientenverfügungen entsprechend des Patientenverfügungsgesetzes in der präklinischen Notfallmedizin als verbindlich anzusehen, ist, für in Deutschland tätige Notärzte, auch in der vorliegenden Untersuchung nachzuvollziehen. 86,5% der befragten Notärzte erachteten schon in unserer Befragung (zu diesem Zeitpunkt ohne Kenntnis der neuen Gesetzgebung) den in Form einer Patientenverfügung geäußerten Willen für verbindlich – auch in Bezug auf therapeutische Maßnahmen bzw. den Abbruch eben dieser im Rahmen der präklinischen Notfallmedizin.

Allerdings sehen 39,5% der befragten Notärzte eine Patientenverfügung nur dann als verbindlich an, wenn es eindeutige Hinweise gibt, dass der mutmaßliche Wille des Patienten dem in der Verfügung geäußerten entspricht – beispielsweise durch mündliche Bestätigung eines nahen Angehörigen. Diese zusätzliche Absicherung der Notärzte dient sicherlich dazu, die durch die Situation entstehenden Probleme bei der Bewertung der Patientenverfügung bezüglich ihrer Gültigkeit (siehe oben) weitestgehend zu umgehen, bzw. sie zu minimieren. Der Gesetzgeber sieht im Patientenverfügungsgesetz die Verbindlichkeit der schriftlichen Patientenverfügung auch ohne zusätzliche Bestätigung.

Diese „Pflicht zur Hinterfragung" des schriftlich niedergelegten Patientenwillens wird von weiteren Publikationen gestützt. Die aktuellen Leitlinien des ERC (European Resuscitation Council) zur Reanimation aus dem Jahre 2005

(BASKETT et al. 2005; WENZEL et al. 2006) weisen ausdrücklich darauf hin, dass die Gültigkeit des Patientenwillens entsprechend einer vorliegenden Patientenverfügung stets hinterfragt werden sollte – beispielsweise durch Befragung von Angehörigen oder Betreuenden. Dies kann auch zum Abbruch von bereits begonnen Reanimationsmaßnahmen führen, sollten sich neue Anhaltspunkte über den mutmaßlichen Willen des Patienten ergeben (BASKETT et al. 2005).

Andererseits lässt sich aber auch argumentieren, dass eine individuell erstellte Patientenverfügung solange als verbindlich anzusehen ist, bis es konkrete Anhaltspunkte für eine Änderung des mutmaßlichen Patientenwillens gibt (WIESE 2007a). Diese Argumentation entspricht dem neuen Patientenverfügungsgesetz in Deutschland.

In der Beurteilung der Verbindlichkeit von Patientenverfügungen wurde in dieser Untersuchung ein signifikanter Unterschied zwischen palliativmedizinisch erfahrenen, bzw. unerfahren Notärzten gezeigt – es darf also der Schluss gezogen werden, dass durch palliativmedizinisches Wissen und Erfahrung der Umgang mit Patientenverfügungen und deren Annerkennung maßgeblich verändert wird – im Sinne des autonomen Patienten.

Diesen Zusammenhang scheint auch der Gesetzgeber erkannt zu haben: Im Zuge der Beschäftigung des Parlamentes mit dem Thema Patientenverfügung wurde gleichzeitig zur aktuellen Gesetzgebung, welche erstmals die Verbindlichkeit einer Patientenverfügung gesetzlich festlegt, das Fach „Palliativmedizin" als Pflichtfach in die Approbationsordnung für Ärzte aufgenommen (BUNDESREGIERUNG 2009).

Ein weiterer Aspekt, der bei der Diskussion um die Gültigkeit einer Patientenverfügung in der Notfallmedizin immer wieder angeführt wird, ist, dass die Alarmierung des Rettungsdienstes von einigen Autoren als „Außerkraftsetzung" einer schriftlich geäußerten Patientenverfügung geltend gemacht wird (UFER 1999). Demnach verliere der zuvor geäußerte Patientenwillen seine Gültigkeit, da durch die Alarmierung des Rettungsdienstes eine Willensänderung nachzuvollziehen ist.

Dies scheint aber eher ein theoretisches Konstrukt zu sein. In der Praxis wird der Rettungsdienst zumeist durch Dritte wie z.B. Angehörige alarmiert. Die Alarmierung stellt häufig einen Hilferuf in einer medizinisch und psychosozial eskalierten Situation da. Wiese konnte in seiner Untersuchung zeigen, dass die Zahl der Alarmierung des Rettungsdienstes zu Einsätzen bei Palliativpatienten signifikant abnimmt, wenn Palliativpatienten durch ein so genanntes PCT oder andere auf ambulante Palliativversorgung spezialisierte Dienste versorgt und betreut werden (WIESE et al. 2008c).

Es darf also keinesfalls davon ausgegangen werden, dass die Alarmierung des Rettungsdienstes immer mit dem Wunsch des Patienten nach maximaler Therapie und „Rettung" verbunden ist. Vielmehr stehen oftmals eine unzureichende Symptomkontrolle (Schmerzen, Übelkeit, Luftnot) oder Versorgungsprobleme durch fehlende ambulante Versorgungsstrukturen für Palliativpatienten im Mittelpunkt.

4.5 Schlussfolgerung

Der auf den ersten Blick nicht erkennbare Zusammenhang zwischen präklinischer Notfallmedizin und palliativmedizinischen Fragestellungen besteht. Dies wird bestätigt zum einen durch einen Anteil von ca. 3% aller Notarzteinsätze (WIESE et al. 2007a), sowie durch eine lebhafte Diskussion in der Fachliteratur, die sich mit der präklinischen Versorgung von Palliativpatienten durch den Rettungsdienst beschäftigt (BURGHOFER und LACKNER 2006; SALOMON 2000; SALOMON 2005; WIESE et al. 2007a; WIESE et al. 2008b).

Auch in der vorliegenden Untersuchung waren nahezu alle befragten Notärzte und Rettungsdienstmitarbeiter an solchen Einsätzen beteiligt bzw. damit auch mit der Versorgung dieser Patienten betraut. Neben rein medizinischen Aspekten, wie die Behandlung von Symptomen, spielt auch die psychosoziale Betreuung eine große, wenn nicht sogar entscheidende Rolle. Es zeigte sich, dass in der Behandlung und Betreuung signifikante Unterschiede bestehen, so dass die (subjektive) Qualität der medizinischen und der psychosozialen Versorgung durch Notärzte und Rettungsdienstmitarbeiter mit etwaigen palliativmedizinischen Vorkenntnissen und Erfahrungen korrelieren.

Ein zentraler Aspekt der palliativmedizinischen Versorgung sollte die Anerkennung der Patientenautonomie sein. Der Wille des Patienten, auch und gerade in Form einer Patientenverfügung ist verbindlich (BUNDESGERICHTSHOF 2003). Dass die Patientenverfügung und die Auseinandersetzung mit dieser in der Praxis der präklinischen Notfallmedizin schon Alltag ist, wird von den vorliegenden Ergebnissen bestätigt. Hierbei zeigt es sich, dass besonders die juristisch-ethische Fragestellung, ob eine Patientenverfügung in der präklinischen Notfallmedizin anzuerkennen ist und in welcher Form eine Verbindlichkeit besteht, Unsicherheiten sowohl bei den Rettungsdienstmitarbeitern als auch bei den Notärzten aufwirft.

Betrachtet man diese Gesamtsituation der Versorgung von Palliativpatienten durch den Rettungsdienst, so ist zu postulieren, dass jeder palliativmedizinische Notfall eine Notarztindikation darstellt. Rettungsdienstmitarbeiter verfügen weder über die medizinische Kompetenz, um etwaige exazerbierte Symptome adäquat zu therapieren, noch über die juristische Kompetenz, um beispielsweise eine Reanimation nicht zu beginnen und den Tod des Patienten festzustellen. Trotzdem ist andererseits aber zu fordern, dass sich Rettungsdienstmitarbeiter an die Vorgaben einer vorliegenden Patientenverfügung halten und auch halten müssen und beispielsweise den Wunsch des sterbenden Patienten nach Therapieverzicht akzeptieren. Um eben diese juristisch schwierige Situation zu entschärfen und andererseits dem Palliativpatienten die bestmögliche Versorgung zu gewähren, sollte der palliativ-medizinische Notfall eine Notarztindikation sein.

Die Beachtung einer Patientenverfügung durch Notärzte und Rettungsdienstmitarbeiter könnte sicherlich durch die einheitliche Regelung der Vorlage einer verkürzten Patientenverfügung für Palliativpatienten gestärkt werden (GERTH 2003). Praktikable Vorschläge der Umsetzung, beispielsweise durch die Einführung des „Göttinger Palliativkrisenbogens"[©] liegen vor (WIESE et al. 2008a). Der Gesetzgeber hat mit der gesetzlichen Verankerung der Verbindlichkeit einer Patientenverfügung die Grundlage geschaffen, eine bundesweite Umsetzung ist aber nur als Kooperation zwischen Patienten, Ärzten, Kliniken, dem Rettungsdienst und den palliativmedizinischen Versorgungsstrukturen denkbar.

Durch die vorliegende Untersuchung wurde deutlich, dass die Qualität der Versorgung (jedenfalls aus Sicht der beteiligten Notärzte und Rettungsdienstmitarbeiter) abhängig ist von Wissensstand und Erfahrungen im Bereich Palliativmedizin. Daher ist zu fordern, dass palliativmedizinische Inhalte sowohl in die notärztliche Aus- und Fortbildung, als auch in die Aus- und Fortbildung von Rettungsdienstmitarbeitern integriert werden sollte. Neben den rein medizinischen Themen sollten hier vor allem ethische Aspekte und Aspekte der psychosozialen Versorgung behandelt werden. Besonders für Rettungsdienstmitarbeiter wäre es überdies interessant im Rahmen ihres vorgeschriebenen Klinikpraktikums nicht nur in Bereichen der Intensiv- und Notfallmedizin tätig zu sein, sondern auch einige Zeit auf einer Palliativstation oder in einem Hospiz zu verbringen – dies gäbe ihnen die Möglichkeit, den Prozess des Sterbens als Teil des Lebens und nicht grundsätzlich als „Notfall" zu erleben.

Auch die Frage, warum der Rettungsdienst überhaupt in die Versorgung von Palliativpatienten eingebunden wird, sollte bedacht werden. Die Möglichkeit, dass Palliativpatienten die letzte Phase ihres Lebens zuhause in gewohnter Umgebung verbringen können, ist von vielen Patienten gewünscht. Inzwischen ist das Anrecht auf spezielle ambulante Palliativversorgung gesetzlich verankert (KLINKHAMMER und RIESER 2009). Erst wenn sich bundesweit eine flächendeckende und rund um die Uhr verfügbare Versorgung etabliert hat, ist denkbar, dass Alarmierungen des Rettungsdienstes seltener werden (WIESE et al. 2008c). Aber auch dann werden Rettungsdiensteinsätze nicht immer durch ambulante Versorgung verhindert werden können. Vielmehr sollte eine Zusammenarbeit und Vernetzung beider Strukturen, der palliativmedizinischen Versorgung und des Rettungsdienstes, stattfinden, um für den Patienten und dessen Angehörigen eine optimale Versorgung in jeder Situation sowie rund um die Uhr gewährleisten zu können.

5 Zusammenfassung

Die ambulante Versorgung von Palliativpatienten im weit fortgeschrittenen Stadium ihrer Erkrankung gewann in den letzten Jahren zunehmend an Bedeutung. Der wachsende Wunsch der Patienten, ihre letzte Lebensphase in gewohntem Umfeld zu verbringen, und die entsprechende gesetzliche Regelung zur ambulanten speziellen palliativmedizinischen Versorgung tragen dazu bei (KLINKHAMMER und RIESER 2009). Palliativmedizinische Notfallsituationen als Folge einer Symptomexazerbation oder auf Grund psychosozialer Überlastung machen zur Zeit etwa 3% (WIESE et al. 2007a) aller Notarzteinsätze aus.

Somit werden Notärzte, aber auch nichtärztliche Rettungsdienstmitarbeiter neben den palliativmedizinischen Fragestellungen in zunehmendem Maße mit juristisch-ethischen Fragestellungen, wie beispielsweise der Verbindlichkeit einer Patientenverfügung, konfrontiert. Bisher fehlen in der notfallmedizinischen Ausbildung der Notärzte und Rettungsdienstmitarbeiter entsprechende Inhalte. Mit dieser Arbeit soll versucht werden, die Gesamtsituation des Palliativpatienten in der präklinischen Notfallmedizin zu erfassen und neben den medizinischen Aspekten auch die juristisch-ethische Perspektive zu beleuchten.

In einem Zeitraum von sechs Monaten befragten wir mit Hilfe eines speziell entwickelten Fragebogens Notärzte (200) und Rettungsdienstmitarbeiter (250) aus drei Rettungsdienstbereichen (Göttingen, Braunschweig und Kaiserslautern) zu ihren Erfahrungen im Umgang mit palliativmedizinischen Notfallsituationen und Patientenverfügungen bei Palliativpatienten.

Die Rücklaufquote der Notärzte betrug im definierten Zeitraum 52% (n=104). Zwischen den einzelnen Rettungsdienstbereichen bestand kein signifikanter Unterschied, so dass alle Fragebögen gemeinsam betrachtet werden konnten. Der weitaus größte Teil der befragten Notärzte (89,4%) wurde während ihrer Tätigkeit schon mit palliativmedizinischen Notfallsituationen konfrontiert. Signifikant war der Unterschied bei der Versorgung von Palliativpatienten zwischen Notärzten mit palliativmedizinischer Vorerfahrung und solchen Notärzten ohne Vorerfahrungen.

Das betraf sowohl die medizinische Versorgung, die psychosoziale Betreuung, als auch den Umgang mit vorhandenen Patientenverfügungen. Unsicherheiten zeigten sich besonders bei der psychosozialen Betreuung dieser Patienten (49,5%).

89% der befragten Notärzte behandelten in Einsätzen bereits Patienten mit einer Patientenverfügung, lediglich bei 77% der Notärzte beeinflusste eine Patientenverfügung die Therapie. Der Großteil der Notärzte (85,1%) fühlte sich über die juristischen Aspekte einer Patientenverfügung unzureichend oder gar nicht informiert. Im Rahmen dieser Einsätze hatten 24,7% der Notärzte mindestens einmal Kontakt mit einem Palliative Care Team, bzw. bezogen dieses in den Einsatz mit ein.

Die Rücklaufquote bei den Rettungsassistenten betrug im definierten Zeitraum 64,8% (n=104). Erwartungsgemäß waren 92,6% der Rettungsdienstmitarbeiter männlichen Geschlechts und im Vergleich mit den befragten Notärzten im Schnitt jünger. 45,1% der Rettungsdienstmitarbeiter haben gar keine oder nur eine ungenaue Vorstellung, was der Begriff „Palliativmedizin" bedeutet, nur bei einer Minderheit von 8% waren palliativmedizinische Inhalte in die Ausbildung integriert. Demgegenüber waren 91,4% bereits an der Notfallversorgung von Palliativpatienten beteiligt, alle Befragten waren in mindestens einem Einsatz involviert, an dem kein Notarzt beteiligt war.

Bezüglich der Versorgung zeigte sich ähnlich wie bei den befragten Notärzten ein signifikanter Unterschied zwischen Rettungsdienstmitarbeitern mit bzw. ohne palliativmedizinische Vorkenntnisse. Ebenso zeigte sich, dass neben der medizinischen Versorgung vor allem Schwierigkeiten hinsichtlich der psychosozialen Betreuung von Palliativpatienten bestehen. Auch wurde ein strukturelles Problem offensichtlich: 79% der befragten Rettungsdienstmitarbeiter hatten keine Kenntnis über ein vor Ort installiertes Palliative Care Team.

Das Thema Patientenverfügung ist ebenfalls präsent: 72,8% der Befragten hatten bereits dienstlich mit Patientenverfügungen zu tun, allerdings fühlten sich 83,9% gar nicht oder nur unzureichend über rechtliche Aspekte informiert. Daraus resultiert, dass eine knappe Mehrheit (53,1%) eine Patientenverfügung bezüglich der eigenen Therapie für unverbindlich hält, und entsprechend auch 56,8% der

Rettungsdienstmitarbeiter die Beeinflussung der Therapie durch eine Patientenverfügung verneinen. Fast alle (91,4%) der Rettungsdienstmitarbeiter erkennen die Relevanz des Themas und fordern, palliativmedizinische Inhalte in die Ausbildung zu integrieren.

Die präklinische Notfallversorgung von Palliativpatienten kann somit für jeden Notarzt und jeden Rettungsdienstmitarbeiter zu einer besonderen Herausforderung werden. Die vorliegende Untersuchung zeigte, dass neben eventuellen notfallmedizinischen Schwierigkeiten (Stichwort: Symptomkontrolle) vielmehr palliativmedizinische Prinzipien wie Patientenautonomie (z.B. Patientenverfügung) und psychosoziale Betreuung das Rettungsteam vor Probleme stellen. Die Ausbildung der Notärzte und Rettungsdienstmitarbeiter in Deutschland scheint in diesem Bereich noch verbesserungswürdig. Integration von palliativmedizinischen Inhalten in die Ausbildung sowie weitere Fortbildungen zu palliativmedizinischen und juristisch-ethischen Aspekten wären wünschenswert.

Es darf dabei nicht vergessen werden, dass die Versorgung von Palliativpatienten durch den Rettungsdienst immer eine Ausnahmesituation darstellen sollte und dass durch die Schaffung von ambulanten speziell palliativmedizinischen Versorgungsstrukturen Einsätze des Rettungsdienstes möglichst vermieden werden sollten. Da dies nicht immer der Fall sein kann, müssen palliativmedizinische Versorgungsstrukturen und der Rettungsdienst durch Zusammenarbeit und bessere Vernetzung sicherstellen, dass eine optimale Versorgung des Palliativpatienten in jeder Situation und rund um die Uhr gewährleistet werden kann.

6 Limitation dieser Arbeit

Die Ergebnisse dieser Arbeit basieren auf der Befragung von Notärzten und Rettungsdienstmitarbeitern in drei (Notärzte) bzw. zwei (Rettungsdienstmitarbeiter) Rettungsdienstbereichen im Bundesgebiet. Die Zahl der in diesen Bereichen tatsächlich abzuarbeitenden palliativmedizinisch motivierten Einsätze des Rettungsdienstes ist nicht klar. Für Kombinationseinsätze mit Notarztbeteiligung findet man in der Literatur Angaben von ca. 3% aller Einsätze (WIESE et al. 2007a). Hierbei ist kritisch zu hinterfragen, nach welchen Kriterien der Einsatz als palliativmedizinisch motiviert eingestuft wurde – die Beschränkung auf den Einschluss von Patienten mit Tumorerkrankungen im terminalen Stadium ist entsprechend den WHO-Kriterien zur Palliativmedizin alleine nicht ausreichend. Die vorliegenden Daten können für die in die Untersuchung eingeschlossenen Rettungsdienstbereiche, nicht aber als bundesweit repräsentativ bewertet werden. Auch eine Übertragung der Ergebnisse in ausländische Systeme ist nicht ohne Einschränkung vorzunehmen, da oftmals gänzlich andere Rahmenbedingungen bestehen. Hierzu sind in Zukunft auf Basis der vorliegenden Daten weitere Untersuchungen möglich.

7 Anhang: Fragebögen

7.1 Fragebogen Notarzt

GEORG-AUGUST-UNIVERSITÄT GÖTTINGEN
BEREICH HUMANMEDIZIN ◊ UNIVERSITÄTSKLINIKUM

ZENTRUM ANAESTHESIOLOGIE, RETTUNGS- UND INTENSIVMEDIZIN
Direktor Anaesthesiologie I: Prof. Dr. med. B. M. Graf
Direktor Anaesthesiologie II: Prof. Dr. med. M. Quintel

FRAGEBOGEN
„Rettungsdienstliche Versorgung von Patienten mit Tumor-Erkrankungen im finalen Krankheitsstadium"

1 Ihr Alter?
   [ ] 25-30 Jahre   [ ] 31-35 Jahre   [ ] 36-40 Jahre   [ ] 41-45 Jahre   [ ] 46-50 Jahre
   [ ] 51-55 Jahre   [ ] 56-60 Jahre   [ ] > 60 Jahre   [ ] keine Angabe

2 Geschlecht:
   [ ] weiblich   [ ] männlich   [ ] keine Angabe

3 In welcher medizinischen Fachrichtung sind Sie tätig?
   [ ] Anästhesie   [ ] Chirurgie   [ ] Innere Medizin   [ ] Pädiatrie
   [ ] Sonstiges: _____   [ ] keine Angabe

4 In welchem Ausbildungsstadium befinden Sie sich?
   [ ] Arzt in Weiterbildung [ ] Facharzt   [ ] keine Angabe
   Approbation seit [   ] Jahren (inkl. AiP)   [ ] keine Angabe

5 In welcher Klinik arbeiten Sie zurzeit?
   [ ] Grund-/Regelversorgung
   [ ] Schwerpunkt-/Maximalversorgung
   [ ] Universitätsklinik
   [ ] Praxis
   [ ] hauptberuflicher Notarzt
   [ ] Andere:_____
   [ ] keine Angabe

6 Welche Zusatzqualifikationen bzw. Zusatzbezeichnungen haben Sie?

[ ] Rettungsmedizin	seit:___	[ ] beantragt	[ ] in Weiterbildung
[ ] Intensivmedizin	seit:___	[ ] beantragt	[ ] in Weiterbildung
[ ] Schmerztherapie	seit:___	[ ] beantragt	[ ] in Weiterbildung
[ ] Palliativmedizin	seit:___	[ ] beantragt	[ ] in Weiterbildung
[ ] Sonstige:			
_____	seit:___		
_____	seit:___		

[ ] keine Angabe

7 **Seit wann arbeiten Sie aktiv als Notarzt?**

[ ] < 1 Jahr   [ ] 1-5 Jahre   [ ] 6-10 Jahre   [ ] > 10 Jahre   [ ] keine Angabe

8 **In welcher Region arbeiten Sie hauptsächlich als Notarzt?**

_____

[ ] keine Angabe

9 **Wie viele Einsätze haben Sie als Notarzt durchschnittlich pro Jahr?**

[ ] <50   [ ] 50-100   [ ] 101-150   [ ] 151-200   [ ] > 200   [ ] keine Angabe

10 **Haben Sie bereits Vorkenntnisse im Bereich Palliativmedizin erworben (z.B. klinische Versorgung, Weiterbildungsartikel in Zeitschriften)?**

[ ] Nein
[ ] Ja

    Wenn ja, welcher Art sind diese Erfahrungen?

    _____
    _____

[ ] keine Angabe

11 **Haben Sie in der Vergangenheit palliativmedizinische Weiterbildungen besucht?**

[ ] Nein
[ ] Ja

    wenn ja: (*Mehrfachnennung möglich*)

      [ ] Basiskurs Palliativmedizin
      [ ] Aufbaukurs Palliativmedizin I
      [ ] Aufbaukurs Palliativmedizin II
      [ ] Aufbaukurs Palliativmedizin III
      [ ] Spezielle Schmerztherapie
      [ ] Sonstige: _____

[ ] keine Angabe

12 Haben Sie Interesse an palliativmedizinischen Fragestellungen?

[ ] Nein

[ ] Ja

    Wenn ja, welche Fragestellungen interessieren Sie besonders? _____

[ ] keine Angabe

13 Wie hoch schätzen Sie den Anteil an palliativmedizinisch orientierten Einsätzen im Notarztwesen?

[ ] 0-5%   [ ] 6-10%   [ ] 11-15%   [ ] > 15%   [ ] keine Angabe

14 Welche palliativmedizinischen Einrichtungen in Ihrer Region kennen Sie?

_____

[ ] keine Angabe

15 Haben Sie als Notarzt in der Vergangenheit Patienten mit einer Tumorerkrankung im finalen Krankheitsstadium betreut?

[ ] Nein   [ ] Ja   [ ] keine Angabe

Wenn 15 mit „Ja" beantwortet wurde bitte hier weiter, sonst weiter mit Frage 16

15.1 Wie sicher fühlten Sie sich <u>a)</u> bei der medizinischen Versorgung und <u>b)</u> bei der menschlichen Betreuung dieser Patienten?

a)   [ ] sehr sicher [ ] sicher [ ] unsicher [ ] sehr unsicher [ ] keine Angabe

b)   [ ] sehr sicher [ ] sicher [ ] unsicher [ ] sehr unsicher [ ] keine Angabe

15.2 Inwieweit deckte sich Ihre Therapie mit den

	sehr gut				gar nicht
-Wünschen des Patienten	1	2	3	4	5]
-Wünschen der Angehörigen	1	2	3	4	5

[ ] keine Angabe

15.3 Hatten Sie im Rahmen dieser Einsätze Kontakt mit einem Palliative Care Team?

[ ] Nein   [ ] Ja   [ ] keine Angabe

16. Haben Sie selbst eine Patientenverfügung?

[ ] Nein   [ ] Ja   [ ] keine Angabe

17 Hatten Sie schon einmal dienstlich mit Patientenverfügungen zu tun?

[ ] Nein   [ ] Ja   [ ] keine Angabe

Wenn 17 mit „Ja" beantwortet wurde bitte hier weiter, sonst mit Frage 18.

17.1 Hat der Inhalt dieser Patientenverfügungen Ihre Therapieentscheidung beeinflusst?

[ ] Nein   [ ] Ja   [ ] keine Angabe

17.2 In welcher Form wurde Ihre Therapieentscheidung dadurch beeinflusst?

_____

18 Fühlen Sie sich gut über die rechtliche „Problematik" einer Patientenverfügung informiert?

[ ] gut imformiert   [ ] unsicher   [ ] gar nicht informiert   [ ] keine Angabe

19 Ist eine Patientenverfügung für Sie (bei der Versorgung von Patienten mit Tumorerkrankungen im finalen Stadium) bindend?

[ ] Ist für mich bindend, wenn sie in schriftlicher Form vorliegt

[ ] Ist für mich bindend, wenn sie in schriftlicher Form vorliegt und z.B. mündlich von nahen Angehörigen bestätigt wird

[ ] Ist für mich nicht bindend

[ ] keine Angabe

7.2 Fragebogen Rettungsdienstmitarbeiter

GEORG-AUGUST-UNIVERSITÄT GÖTTINGEN
BEREICH HUMANMEDIZIN ◊ UNIVERSITÄTSKLINIKUM

ZENTRUM ANAESTHESIOLOGIE, RETTUNGS- UND INTENSIVMEDIZIN
Direktor Anaesthesiologie I: Prof. Dr. med. B. M. Graf

Direktor Anaesthesiologie II: Prof. Dr. med. M. Quintel

FRAGEBOGEN
„Rettungsdienstliche Versorgung von Patienten mit Tumor-Erkrankungen im finalen Krankheitsstadium"

Angaben zu Ihrer Person:

Ihr Alter:
[ ] < 20 Jahre   [ ] 20-25 Jahre   [ ] 26-30 Jahre   [ ] 31-35 Jahre   [ ] 36-40 Jahre
[ ] 41-45 Jahre   [ ] 46-50 Jahre   [ ] 51-55 Jahre   [ ] > 55 Jahre   [ ] keine Angabe

Ihr Geschlecht: [ ] weiblich   [ ] männlich   [ ] keine Angabe

Welchen Ausbildungsstand haben Sie?
[ ] Lehr-Rettungsassistent
[ ] Rettungsassistent
[ ] Rettungsassistent im Praktikum
[ ] Rettungssanitäter
[ ] Rettungshelfer
[ ] Sonstiges: _____
[ ] keine Angabe

Seit wann arbeiten Sie aktiv im Rettungsdienst?
[ ] < 1 Jahr
[ ] 1-5 Jahre
[ ] 6-10 Jahre
[ ] > 10 Jahre
[ ] keine Angabe

Wo sind Sie zurzeit hauptsächlich im Rettungsdienst tätig?
_____
[ ] keine Angabe

1   Ist Ihnen der Begriff „Palliativmedizin" vertraut und können Sie dem Begriff eine Bedeutung zuordnen?

[ ] ja
[ ] nein
[ ] habe ich schon einmal gehört, habe aber keine genaue Vorstellung davon
[ ] keine Angabe

2   War „Palliativmedizin" ein Thema während ihrer Ausbildung zum Rettungshelfer / Rettungssanitäter / Rettungsassistenten?

[ ] Ja   [ ] Nein   [ ] Ich bin mir nicht sicher   [ ] keine Angabe

3   Haben Sie eine Fortbildung zum Thema „Palliativmedizin" besucht oder einen Artikel in einer Fachzeitschrift zu diesem Thema gelesen?
(Mehrfachnennung möglich!)
[ ] Ich habe eine Fortbildung besucht   [ ] Ich habe einen Artikel gelesen
[ ] Sonstiges:_____
[ ] nein
[ ] keine Angabe

4   Gibt es in Ihrem Rettungsdienstgebiet/Landkreis palliativmedizinische Einrichtungen?

[ ] Ja   [ ] Nein   [ ] Ich bin mir nicht sicher   [ ] keine Angabe

Wenn 4 mit „Ja" beantwortet wurde bitte hier weiter, sonst weiter bei Frage 5

   4.1   Welche palliativmedizinischen Einrichtungen im Bereich Braunschweig kennen Sie?
_____

5   Waren sie selbst schon an Notfalleinsätzen/Krankentransporten beteiligt, bei denen es um die Versorgung von Patienten mit Tumorerkrankungen im finalen Stadium ging?

[ ] Ja   [ ] Nein   [ ] keine Angabe

Wenn 6 mit „Ja" beantwortet wurde bitte hier weiter, sonst weiter bei Frage 7

   5.1   Wie sicher fühlten Sie sich a) bei der Versorgung und b) im Umgang mit diesenPatienten

     a)   [ ] sehr sicher   [ ] sicher   [ ] unsicher   [ ] sehr unsicher   [ ] keine Angabe
     b)   [ ] sehr sicher   [ ] sicher   [ ] unsicher   [ ] sehr unsicher   [ ] keine Angabe

   5.2   War an diesen Notfalleinsätzen ein Notarzt beteiligt?
[ ] immer   [ ] meistens   [ ] selten   [ ] nie   [ ] keine Angabe

6 Halten Sie eine Patientenverfügung für sich selbst für sinnvoll?

[ ] Ja [ ] Nein [ ] keine Angabe

7 Hatten Sie schon einmal dienstlich mit Patientenverfügungen zu tun?

[ ] Ja [ ] Nein [ ] keine Angabe

Wenn 7 mit „Ja" beantwortet wurde bitte hier weiter, sonst mit Frage 8.

7.1 Beeinflusst der Inhalt dieser Patientenverfügungen Ihre Therapieentscheidung (beispielsweise: Transport ins Krankenhaus oder nicht..)?

[ ] Ja [ ] Nein [ ] Ich bin mir nicht sicher [ ] keine Angabe

8 Haben Sie selbst eine Patientenverfügung?

[ ] Ja [ ] Nein [ ] keine Angabe

9 Fühlen Sie sich gut über die rechtliche „Problematik" einer Patientenverfügung informiert?

[ ] Ja, ich fühle mich gut informiert
[ ] Nein, ich bin darüber nicht informiert
[ ] Ich bin darüber teilweise informiert, aber sehr unsicher
[ ] keine Angabe

10 Ist eine der aktuellen Situation angepasste Patientenverfügung für Sie verbindlich?

[ ] Ist für mich verbindlich, wenn sie in schriftlicher Form vorliegt
[ ] Ist für mich verbindlich, wenn sie in schriftlicher Form vorliegt und der Patientenwillen durch z.B. nahe Angehörige bestätigt wird.
[ ] Ist für mich nicht verbindlich
[ ] keine Angabe

11 Halten Sie eine Beschäftigung mit dem Thema Palliativmedizin für sinnvoll?

[ ] Ja (Mehrfachnennungen sind möglich)

    [ ] Das Thema sollte in der Ausbildung verstärkt geleert werden.
    [ ] Ich würde gerne ein Praktikum/Hospitation in einer palliativ-medizinischen Einrichtung machen.
    [ ] Ich würde gerne eine Fortbildung zur Palliativmedizin im Rettungsdienst besuchen.
    [ ] Ich würde gerne eine Fortbildung über die rechtliche Seite dieses Themenkomplexes besuchen.
    [ ] Ich würde gerne etwas über dieses Thema lesen.

[ ] Nein
[ ] keine Angabe

12 Kennen Sie das Braunschweiger Palliative Care Team?

[ ] Ja [ ] Nein [ ] keine Angabe

8 Literaturverzeichnis

Ärztekammer Niedersachsen: Berufsordnung der Ärztekamer Niedersachsen. o. Verl., Hannover 2005

Barbera L, Paszat L, Chartier C (2006): Indicators of poor quality end-of-life cancer care in Ontario. J Palliat Care $\underline{22}$, 12-17

Baskett P, Steen P, Bossaert L (2005): European Resuscitation Council guidelines for resuscitation 2005. Section 8. The ethics of resuscitation and end-of-life decisions. Resuscitation 67 Suppl 1, S171-180

Bauer A (2001): Wann ist weniger mehr? Ethische Perspektiven der Akutmedizin im Alter. Anästh Intensivmed $\underline{42}$, 766-774

Behmann M, Luckmann S, Schneider N (2009): Palliative care in Germany from a public health perspective: qualitative expert interviews. BMC Res Notes $\underline{2}$, 116

Bioethik-Kommission Rheinland Pfalz: Sterbehilfe und Sterbebegleitung. o. Verl., Mainz 2004

Bundesärztekammer: Indikation für den Notarzteinsatz. o. Verl., Berlin 2001

Bundesärztekammer (2004a): Grundsätze der Bundesärztekammer zur ärztlichen Sterbebegleitung. Dtsch Arztebl 101, 1076-1077

Bundesärztekammer: Curriculum Zusatz-Weiterbildung Palliativmedizin. o. Verl., Berlin 2004b

Bundesärztekammer: Kursbuch Palliativmedizin. o. Verl., Berlin 2004c

Bundesärztekammer: Musterweiterbildungsordung (für Notfallmedizin). o. Verl., Berlin 2006

Bundesärztekammer: (Muster-)Weiterbildungsordnung. o. Verl., Berlin 2007a

Bundesärztekammer (2007b): Empfehlung der Bundesärztekammer und der Zentralen Ethikkomission bei der Bundesärztekammer zum Umgang mit Vorsorgevollmacht und Patientenverfügung in der ärztlichen Praxis. Dtsch Arztebl 104, A 891- 896

Bundesgerichtshof: Beschluss vom 17.03.2003 XII ZB 2/03. Karlsruhe 2003

Bundesminister für Bildung und Wissenschaft: Ausbildungs- und Prüfungsverordnung für Rettungsassistentinnen und Rettungsassistenten (RettAssAPrV). o. Ver., Berlin 2005

Bundesnotarkammer: Zentrales Vorsorgeregister. abgerufen am: 14.06.2009 www.vorsorgeregister.de

Bundesregierung: Gesetz zur Regelung des Assistenzpflegebedarfs im Krankenhaus. o. Verl., Berlin 2009

Burghofer K, Lackner C (2006): Tun und Lassen in der Notfallmedizin. Notfall- + Rettungsmedizin 9, 685-690

Chochinov HM (2006): Dying, dignity, and new horizons in palliative end-of-life care. CA Cancer J Clin 56, 84-103

De Conno F, Caraceni A, Groff L, Brunelli C, Donati I, Tamburini M, Ventafridda V (1996): Effect of home care on the place of death of advanced cancer patients. Eur J Cancer 32A, 1142-1147

Deutsche Hospiz Stiftung: Wie denken die Deutschen über Patientenverfügungen. abgerufen am 15.01.2010: http://www.hospize.de/ docs/stellungnahmen/32.pdf

DGP: Stellungnahme der Deutschen Gesellschaft für Palliativmedizin zur neuen Approbationsordnung (AO) für Ärzte. o. Verl., Berlin 2002

DGP (2009a): Ziele und Aufgaben der DGP, Satzung, Mitgliedschaft und Beiträge, Vorstand. abgerufen am: 31.01.2009 http://www.dgpalliativmedizin.de/

DGP (2009b): Definitionen der Deutschen Gesellschaft für Palliativmedizin. abgerufen am: 31.01.2009 http://www.dgpalliativmedizin.de/

DHPV: Entwicklung der ambulanten Hospiz- und Palliativdienste - einschließlich der spezialisierten Dienste für Kinder. abgerufen am: 01.02.2009 http://www.hospiz.net/presse/img/hospiz_stationaer_2008.jpg

DIVI: Notarzteinsatzprotokoll Version 4.2. Richard Scherpe Grafische Betriebe GmbH, Norderstedt 2003

Duttge G (2005): Zur rechtlichen Problematik von Patientenverfügungen. Intensiv- und Notfallbehandlung 30, 171-179

Enes S (2003): An exploration of dignity in palliative care. Palliat Med 17, 263-269

Ensink F, Bautz M, Hanekop G (2001): Optimierung der ambulanten palliativmedizinischen Betreuung terminal kranker Tumorpatienten am Beispiel SUPPORT - ethisch zu präferierende Alternative zur Forderung nach aktiver Sterbehilfe. Anasthesiol Intensivmed Notfallmed Schmerzther 36, 530-537

Evans W, Cutson T, Steinhauser K, Tulsky J (2006): Is there no place like home? Caregivers recall reasons for and experience upon transfer from home hospice to inpatient facilities. J Palliat Med 9, 100-110

Fitzgerald D, Milzman D, Sulmasy D (1995): Creating a dignified option: ethical considerations in the formulation of prehospital DNR protocol. Am J Emerg Med 13, 223-228

Fitzsimons D, Mullan D, Wilson J, Conway B, Corcoran B, Dempster M, Gamble J, Stewart C, Rafferty S, McMahon M (2007): The challenge of patients' unmet palliative care needs in the final stages of chronic illness. Palliat Med 21, 313-322

Gaul C (2002): Kann Autonomie „fremdvertreten" werden. Ethik Med 14, 160-169

Gaul C, Helm J (2009): Hochkomplex und individuell - Entscheidungen am Lebensende. Dtsch Arztebl 106, A84-87

Georges J, Onwuteaka-Philipsen B, van der Heide A, van der Wal G, van der Maas P (2005): Symptoms, treatment and "dying peacefully" in terminally ill cancer patients: a prospective study. Support Care Cancer 13, 160-168

Gerth M: Möglichkeiten und Grenzen von Patientenverfügungen in der präklinischen Notfallmedizin. Med. Diss. Göttingen 2003

Gerth M, Kettler D, Mohr M (2005): Patientenverfügungen in der präklinischen Notfallmedizin: Eine Befragung von Notärzten. Anasthesiol Intensivmed Notfallmed Schmerzther 40, 743-749

Gögler E (1966): Chirurgische Entscheidungen bei der Erstbehandlung Schwerverletzter am Unfallort. Hefte Unfallheilkd 87, 118-121

Gögler E: Das Rettungswesen der 50er und 60er Jahre. Eigenverlag, Laerdal 1997, 55-59

Guru V, Verbeek P, Morrison L (1999): Response of paramedics to terminally ill patients with cardiac arrest: an ethical dilemma. CMAJ 161, 1251-1254

Hack T, Chochinov H, Hassard T, Kristjanson L, McClement S, Harlos M (2004): Defining dignity in terminally ill cancer patients: a factor-analytic approach. Psychooncology 13, 700-708

Hering T, Beerlage I (2004): Arbeitsbedingungen, Belastungen und Burnout im Rettungsdienst. Notfall- + Rettungsmedizin 7, 415-424

Hohner H, Grote S, Hoff E (2003): Geschlechtsspezifische Berufsverläufe: Unterschiede auf dem Weg nach oben. Dtsch Arztebl 100, A-166

Husebø S, Klaschik E: Palliativmedizin. Springer eBook Collection Medicine, Springer, Berlin 2006

Husebø S, Klaschik E, Clemens K: Palliativmedizin: Schmerztherapie, Gesprächsführung, Ethik. Springer, Berlin 2003

Iserson K (1991): Foregoing prehospital care: should ambulance staff always resuscitate. J Med Ethics 17, 19-24

Joppich R, Elsner F, Radbruch L (2006): Behandlungsabbruch und Behandlungspflicht am Ende des Lebens: Ein erweitertes Modell zur Entscheidungsfindung. Anaesthesist 55, 502-514

Kandler W, Nolte H (1968): Erfahrungen mit dem Mainzer Notarztwagen. Anaesthesist 17, 19-23

Karlsson M, Milberg A, Strang P (2006): Dying with dignity according to Swedish medical students. Support Care Cancer 14, 334-339

Kielstein R (1994): Werteanamnese - Methoden zur Erkennung des Patientenwillens. Z Arztl Fortbild 88, 743-753

Klaschik E, Nauck F, Radbruch L, Sabatowski R (2000): Palliativmedizin – Definitionen und Grundzüge. Der Gynäkologe 33, 704-710

Klie T, Student J: Die Patientenverfügung. Was Sie tun können, um richtig vorzusorgen. Herder Verlag, Freiburg 2001

Klinkhammer G, Rieser S (2009): Spezialisierte ambulante Palliativversorgung: Endlich gibt es Verträge - aber nicht unbedingt die richtigen. Dtsch Arztebl 106, C1017-C1020

Landesregierung Rheinland-Pfalz: Landesgesetz über den Rettungsdienst sowie Notfall- und Krankentransport (RettDG). o. Verl., Mainz 2005

Lindner K, Ummenhofer W, Reiter-Theil S (2007): Ethische Kompetenz im Rettungsdienst. Notfall- + Rettungsmedizin 10, 211-215

Lippert H: Rettungsassistentengesetz (RettAssG) : Gesetz über den Beruf der Rettungsassistentin und des Rettungsassistenten vom 21. September 1997 (BGBl. I S. 2390). 2. Aufl., Springer, Berlin 1999

Loh A, Simon D, Kriston L, Härter M (2007): Patientenbeteiliung bei medizinischen Entscheidungen. Dtsch Arztebl 104, 1483-1488

Marco C (2005): Ethical issues of resuscitation: an American perspective. Postgrad Med J 81, 608-612

Marco C, Schears R (2003): Prehospital resuscitation practices: a survey of prehospital providers. J Emerg Med 24, 101-106

Marco C, Bessman E, Schoenfeld C, Kelen G (1997): Ethical issues of cardiopulmonary resuscitation: current practice among emergency physicians. Acad Emerg Med 4, 898-904

Mengual R, Feldman M, Jones G (2007): Implementation of a novel prehospital advance directive protocol in southeastern Ontario. CJEM 9, 250-259

Mohr M: Präklinische Herz-Lungen-Wiederbelebung: Der Ablauf und die Konflikte. Springer, Berlin 1997, 5-17

Müller M, Kern M, Nauck F: Qualifikation hauptamtlicher Mitarbeiter. Curricula für Ärzte, Pflegende, Sozialarbeiter und Seelsorger in der Palliativmedizin. Pallia Med, Bonn 1997

Müller-Busch H, Andres I, Jehser T (2001): Wie viele Palliativstationen und Hospize brauchen wir in Deutschland. Palliativmedizin 2, 16-19

Nationaler Ethikrat: Patientenverfügung - Stellungnahme. o. Verl., Berlin 2005

Nationalrat: Patientenverfügungs-Gesetz - Pat-VG. Bundesgesetzblatt für die Republik Österreich, Wien 2006

Nauck F, Alt-Epping B (2008): Crises in palliative care - a comprehensive approach. Lancet Oncol 9, 1086-1091

Niedersächsische Landesregierung: Niedersächsisches Rettungsdienstgesetz (NRettDG). Hannover 1992

Normenausschuss Rettungsdienst und Krankenhaus im Deutschen Institut für Normung e.V.: Alle gültigen Normen von NA 053, abgerufen am: 14.01.2010 http://www.nark.din.de

Raab R: Frauen im Rettungsdienst. abgerufen am: 17.072009 http://www.rdmh.de/content/frauen_im_rettungsdienst_artikel_seite_1.html

Riedel U (2005): Patientenverfügungen. Ethik Med 17, 28-33

Salako S (2006): The declaration of Helsinki 2000: ethical principles and the dignity of difference. Med Law 25, 341-354

Salomon F (2000): Entscheidungskonflikte am Notfallort. Anasthesiol Intensivmed Notfallmed Schmerzther 35, 319-325

Salomon F (2005): Palliativmedizinische Kompetenz im Rettungsdienst. Notfall- + Rettungsmedizin 8, 542-547

Schindler T (2006): Zur palliativmedizinischen Versorgungssituation in Deutschland. Bundesgesundheitsblatt Gesundheitsforschung Gesundheitsschutz 49, 1077-1086

Schindler T, Ewald H (2005): Ambulante und stationäre Organisationsstrukturen in der Palliativmedizin. Der Onkologe 11, 376-383

Schneider N (2008): Die neue spezialisierte ambulante Palliativversorgung - ein Positionspapier. Z Allg Med 84, 232-235

Schweitzer A: Zwischen Wasser und Urwald. Erlebnisse und Beobachtungen eines Arztes im Urwalde Äquatorialafrikas. Deutscher Taschenbuch Verlag, München 1959

Seckler A, Meier D, Mulvihill M, Paris B (1991): Substituted judgment: how accurate are proxy predictions. Ann Intern Med 115, 92-98

Sefrin P (2003): Geschichte der Notfallmedizin in Deutschland - unter besonderer Berücksichtigung des Notarztdienstes. Anasthesiol Intensivmed Notfallmed Schmerzther 38, 623-629

Sommer J, Müller-Busch C, Flender H, Korth M, Bach F, Mertzluft F: Palliativpatienten im Rettungsdienst. Eine zunehmende und neue Herausforderung? (Abstract). in: Kongress der Deutschen Interdisziplinären Vereinigung für Intensivmedizin (DIVI), DIVI, Hamburg 2008

Stadt Braunschweig: Bedarfsplan Rettungsdienst. o. Verl., Braunschweig 2007

Stadt Göttingen: Bedarfsplan Rettungsdienst. o. Verl., Göttingen 2006

Statistisches Bundesamt Deutschland: Todesursachen in Deutschland. Statistisches Bundesamt, Wiesbaden 2007

Tierman E, O'Conner M, O'Siorain L, Kearny M (2002): A prospective study of preferred versus actual place of death among patients referred to a palliative care home-care service. Ir MedJ 95, 232-235

Ufer MR (1999): Grenzen der präklinischen Notfallmedizin aus juristischer Sicht. Anasthesiol Intensivmed Notfallmed Schmerzther 34, 3-9

Wenzel V, Russo S, Arntz H, Bahr J, Baubin M, Bottiger B, Dirks B, Dorges V, Eich C, Fischer M, (2006): Die neuen Reanimationsleitlinien 2005 des European Resuscitation Council: Kommentar und Erganzungen. Anaesthesist 55, 958-966, 968-972, 974-979

WHO: Palliative Care. abgerufen am: 31.01.2009 http://www.who.int/cancer/palliative/en/

Wiese C, Bartels U, Ruppert D, Quintel M, Graf B, Hanekop G (2007a): Notärztliche Betreuung von Tumorpatienten in der finalen Krankheitsphase. Anaesthesist 56, 133-140

Wiese C, Bartels U, Geyer A, Graf B, Hanekop G (2007b): Palliativ- und Notfallmedizin: Teamarbeit durch Kommunikation. Notarzt 23, 90-94

Wiese C, Bartels U, Geyer A, Duttge G, Graf B, Hanekop G (2008a): Göttinger Palliativkrisenbogen: Verbesserung der notfallmedizinischen Versorgung von ambulanten Palliativpatienten. Die "Gelbe Karte" für den Rettungsdienst. Dtsch Med Wochenschr 133, 972-976

Wiese C, Duttge G, Bartels U, Klie S, Graf B, Hanekop G (2008b): Notärztliche Betreuung von Tumorpatienten - Sieben Fälle aus der finalen Krankheitsphase Anasthesiol Intensivmed Notfallmed Schmerzther 43, 556-560

Wiese C, Vossen-Wellmann A, Morgenthal H, Popov A, Graf B, Hanekop G (2008c): Emergency calls and need for emergency care in patients looked after by a palliative care team: Retrospective interview study with bereaved relatives. BMC Palliat Care 7, 11

Wiese C, Bartels U, Marczynska K, Ruppert D, Graf B, Hanekop G (2009): Quality of out-of-hospital palliative emergency care depends on the expertise of the emergency medical team - a prospective multi-centre analysis. Support Care Cancer

Wikipedia: Notfall. abgerufen am: 10.022009 http://de.wikipedia.org/wiki/Notfall

Woltz R (2007): Palliativmedizin - Eine Disziplin für den "ganzen Menschen". Dtsch Arztebl 105, A20-A22

Ziegenfuß T: Notfallmedizin. Springer, Berlin 2007

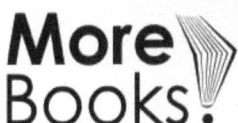
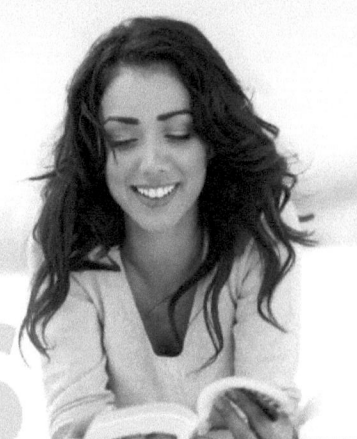

I want morebooks!

Buy your books fast and straightforward online - at one of world's fastest growing online book stores! Environmentally sound due to Print-on-Demand technologies.

Buy your books online at
www.morebooks.shop

Kaufen Sie Ihre Bücher schnell und unkompliziert online – auf einer der am schnellsten wachsenden Buchhandelsplattformen weltweit! Dank Print-On-Demand umwelt- und ressourcenschonend produziert.

Bücher schneller online kaufen
www.morebooks.shop

KS OmniScriptum Publishing
Brivibas gatve 197
LV-1039 Riga, Latvia
Telefax:+371 686 204 55

info@omniscriptum.com
www.omniscriptum.com

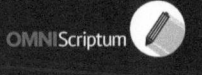

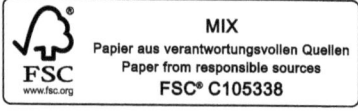

Printed by Books on Demand GmbH, Norderstedt / Germany